# 医学教师发展概论

YIXUE JIAOSHI FAZHAN GAILUN

王毅 王长龙 隋洪玉 主编

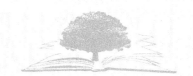

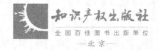

知识产权出版社
全国百佳图书出版单位
——北京——

**图书在版编目（CIP）数据**

医学教师发展概论 / 王毅，王长龙，隋洪玉主编 . —北京：知识产权出版社，2024.5
ISBN 978-7-5130-9346-0

Ⅰ.①医… Ⅱ.①王… ②王… ③隋… Ⅲ.①医学—师资培养—概论 Ⅳ.①R

中国国家版本馆 CIP 数据核字（2024）第 079539 号

**内容提要**

本书立足医学教师发展需求，分别从医学教师的自身发展、医学教师的专业发展、医学教师的组织发展和医学教师的职业生涯发展等方面进行论述。较为系统地阐述了医学教师的发展框架，对医学教师加强多维度发展具有一定的现实价值。

本书可作为高等医学院校相关专业教师及研究人员的参考用书。

责任编辑：许　波　　　　　　　　　　责任印制：孙婷婷

**医学教师发展概论**

王　毅　王长龙　隋洪玉　主编

| | | | |
|---|---|---|---|
| 出版发行 | 知识产权出版社 有限责任公司 | 网　　址： | http：//www.ipph.cn |
| 电　话： | 010-82004826 | | http：//www.laichushu.com |
| 社　址： | 北京市海淀区气象路 50 号院 | 邮　编： | 100081 |
| 责编电话： | 010-82000860 转 8380 | 责编邮箱： | xubo@cnipr.com |
| 发行电话： | 010-82000860 转 8101 | 发行传真： | 010-82000893 |
| 印　刷： | 北京中献拓方科技发展有限公司 | 经　销： | 新华书店、各大网上书店及相关专业书店 |
| 开　本： | 720mm×1000mm　1/16 | 印　张： | 8.75 |
| 版　次： | 2024 年 5 月第 1 版 | 印　次： | 2024 年 5 月第 1 次印刷 |
| 字　数： | 130 千字 | 定　价： | 58.00 元 |

ISBN 978-7-5130-9346-0

# 前　言

　　随着知识经济时代全球化的竞争日益激烈，全球高等教育规模不断扩大，社会对高等教育质量的关注也逐年增加，这对国家政治、经济、文化和科学技术的发展均起到了重要的作用。然而，教育大计，教师为本。教师是高校的第一资源，是高校事业发展最重要的人力资本。他们肩负着培养国家高级人才的重任，是高等教育改革的核心要素，能够最大限度地重建和振兴一个国家的教育希望。因此，从各个方面不断促进教师发展，并努力打造一支素质优良的教师队伍已成为高等教育发展的关键。

　　相对而言，医学教师是一个比较特殊的群体，他们与师范院校毕业的教师相比，大多缺少针对入职前教学能力的专业培训。因此，我们更应对医学教师的职业发展高度重视，应努力促进他们入职后真正作为教师的各方面发展，从而不断提升医学教育的质量，以期培养更多满足社会需求的医药卫生人才，并有效助推健康中国和教育强国战略的稳步实施。

　　本书从医学教师的自身发展、专业发展、组织发展及职业生涯发展四个方面，较为系统地阐述了医学教师的发展框架。共包含五章内容，分别为绪论、医学教师的自身发展、医学教师的专业发展、医学教师的组织发展、医学教师的职业生涯发展。

　　本书是团队合作的产物，三位著者均为从事基础医学和临床医学教育的医学教师，均有多年的教育教学经历，能够将理论与实践有机结合，所呈现的内容为他们多年教学与研究的结晶。本书撰写分工如下：王长龙撰写第一章、第二章（5万字）；隋洪玉撰写第三章（2万字）；王毅撰写第四章、第五章（6万字）。由于学科精深，著者水平有限，本书难免会有疏漏之处，恳请广大读者给予批评指正。

王　毅

2022.12

CONTENTS

# 目　录

## 05 第五章　医学教师的职业生涯发展

# 01

第一章

绪 论

1. 能够识记教师发展的基本含义；

2. 能够了解教师发展的基本历程；

3. 能够阐述国内外医学教师发展的现状，树立正确的医学教师发展理念。

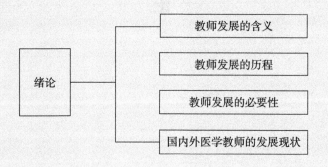

在知识经济时代不断发展、全球竞争日益激烈的背景下，近几十年的全球高等教育规模正在不断扩大。高等教育在国家政治、经济、文化和科学建设中发挥着举足轻重的作用。然而，教育大计，教师为本。教师是高校的第一资源，是高校事业发展最重要的人力资本。他们肩负着培养国家高级人才的重任，是高等教育改革的核心要素。因此，发展高等教育的关键在于如何建设一支高素质的师资队伍。

## 一、教师发展的含义

广义的教师发展是指所有阶段的教师发展，包括幼儿园、中小学和高等教育的教师发展。本书中所指的教师发展主要指高等教育阶段的教师发展，也称为"教职工发展"，是指对大学教师开展的各种职业发展活动。从本质上来说，它是通过不断的学习、培养和实践，使大学教师能够实现从新手教师到成熟教师的跨越式发展，逐渐地成长为专业领域内的成熟型人才，具备充足的知识、技能、态度和修养。❶其内容主要涵盖个人、专业、组织和职业生涯四个方面的发展。其中，个人发展主要包括教师胜任力的提升、在工作中的人际交往能力的发展、保持身体健康等；专业发展是指能够掌握与工作相关的知识、技能；组织发展是指注重营造积极高效的组织氛围，使教师能够采用较为新颖的教学实践模式；职业生涯发展主要是指依据自身的实际情况和客观条件对职业生涯作出规划，制定发展目标，履行工作职责，为提高工作能力而作出安排的一系列活动。随着人们

---

❶ 罗萍，王中海.我国地方高校教师发展策略研究［C］//高校教师发展国际研讨会.长春：东北师范大学，2011.

对教师自身价值及重要性的认识水平不断提高，教师发展受到越来越多的关注，人们从不同角度对教师发展进行了广泛的研究。

医学院校属于高等院校，但又有别于其他大学。医学教育是培养未来医生的教育活动，有着特殊的办学规律。医学教师发展也已成为医学教育越来越重要的组成部分，在医学教育连续统一体的各个阶段都有促进教师综合发展的各种举措，其目标是医学教师通过参与继续职业发展的活动，以维持和发展适应医学生成长和医学教育需要的岗位胜任能力。

## 二、教师发展的历程

随着社会对教育质量关注度的不断提高，人们逐渐认识到教师发展的重要性，也使教师发展成为国内外高等教育机构的主题。

相对而言，国外高校教师发展起步较早。从 20 世纪 70 年代开始，北美洲、欧洲的大多数高等教育机构就建立了改进"教"和"学"的部门。1962 年，密歇根大学组织建设的教师教学研究中心开始发展起来，成为美国第一个专门用于教师发展的部门。随后，在美国一些基金会的支持下，教师发展呈现快速发展的态势，许多学者纷纷加入研究教师发展的行列。在这一时期，英国部分高校陆续开始建立教师发展中心，而且英国政府通过组建英国高校教师指导委员会等方式，同步参与教师发展中心的建设中，以发挥其对高校教师发展的引领作用。20 世纪 80 年代，英国已经开始组建覆盖全国的高校教师发展中心网络，并推出各种特色项目来促进教师专业发展。20 世纪 90 年代，随着全球化进程的逐渐加快及高等教育改革的需要，欧美的高校更加重视教师的成长，教师逐渐向专业化领域发展。美国大部分高校已开始设立若干教师发展中心、办公室，少数高校成立了教师发展委员会。与此同时，英国政府也成立了国家培训机构。这些举措进一步增强了对大学教师发展中心的影响。进入 21 世纪以后，美国各高校的教师发展中心担负起了促进院校改革的新任务，与高校教育教学改革紧密联系，逐渐成为高校教育质量的重要保障。2003 年 1 月，英国政府发表了《高等教育的未来》白皮书，指出了高等教育发展的具体措施和应对策略，也进一步说明了在高等教育中，高质量的教学和教师的不断发展是十分必要的。教师发展虽然经历了萌芽和兴衰，但随着高校教师发展重要性的凸显，教师专业教育不断走向成熟，不断成为提高教师教学质量的重要载体。美国、英国和日本在教师专业教育这一领域走在世界最前列。美国极为注重理论与实践相结合，开展了实践取向的教师培养模式，主要包括教师专业发展学校和临床实践型两种教师培养模式。教师专业发展学校培养模式是大学和中小学的教师作为共同决策群体，通过课题研究、校本课程开发等活动，将理论融入实践，在实践中反思总结，从而切实提高教学能力。临床实践型教师培养模式主要包括目标、课程和保障机制三个方面。英国教师在职进修人数达到教师总数的 90%。英国政府大力调动民间社会力量推进教师发展。"以教为先"是一个非政府组织参与促进教育公平的典型成功案例。"以教为先"的学员首先接受大学集中训练，之后被安排在师资力量薄弱的学校执教两年。该组织还为学员提供获得全额资助的教育硕士的机会。数据显示，两年后有 2/3 继续执教的毕业生成为学校中层或高层领导。日本一向注重教师的职前和在职培训，提出了"教师教育课程模式"。❶

我国高校虽然在教师培养方面起步较晚，但随着时代的发展，也意识到高校教师发展的重要性。在高校教师选拔制度中，我国已经开始学习和借鉴西方国家的经验，注重师资管理的规范化、集约化，从而保证政策的制定和实施。为了促进高等学校教育教学质量的不断提高，实现高等教育的可持续发展，清华大学于 1998 年率先成立了负责教学质量管理和教师发展的专职机构——教学研究与培训中心，旨在为青年教师提供名师示范和教育技术方面的帮助，并通过开展教学评估提升青年教师的教学能力。2003 年以来，大学教师发展相关研究开始逐步引入一些欧美发达国家的理念，逐渐地探索出能够符合我国国情的大学教师的发展理念和策略。在 2006 年 5 月举办的"密歇根—中国大学领导论坛"和 10 月举办的以"高等教育质量"为主题的国际学术研讨会之后，中国"大学教师发展"逐渐受到关注，我国也逐渐开始进行教师发展中心的建设

---

❶ 侯乐旻.国外教师专业发展对我国的启示 [J].西部学刊，2021（2）：106-108.

工作，高校教学发展中心相继成立，相关研究逐渐增多。2012 年，为加强高等教育质量和高等学校建设，政府帮助高校开拓有利于教师发展的内涵式路径，引导高校确立以"质量提升"为主的教学战略改革，同时成立高校教师发展中心，以保障高校教学质量。2018 年，教育部等五部门印发《教师教育振兴行动计划（2018—2022 年）》（以下简称《振兴计划》）。《振兴计划》提出通过全面推进师德养成教育、提升教师培养层次、提高教师信息化教学能力、创建高水平教师教育基地、加大支持教师教育师资队伍优化等措施，全面提升学校教学质量。我国高校开始响应关于提高教学质量的新要求，学者们还从不同角度探讨教师自身素质的发展与教学质量之间的关系，分析和总结不同国家的实践经验，准备积极建设富有学校特色的教师教学发展中心。❶

### 三、教师发展的必要性

教师，作为高校办学最重要的资源之一，既能够体现一所高校所具备的实力，也是提高办学质量的主要因素。因此，积极促进高校教师发展是非常有必要且必须高度关注的事情。

一方面，教师发展是教育焦点转变的需要。近几十年来，随着社会对高等教育质量的不断关注，人们逐渐认识到大学不再是创造知识的唯一机构，学生"学"的范围越来越大，而且"学"的形式也越来越多样化，其必然的结果就是"学"已经替代"教"而成为高等教育的焦点。因此，大学仅是学生广阔学习系统的一部分，要着眼服务于"学"，要不断寻求新理论以帮助"以学生为中心"的学习。如今的高等教育为了给学生提供充分的学习机会而进行着各种改变，其中非常重要的改变就是教育的核心从"教"变为"学"。这意味着高等教育的重心已经从传统的以教师为中心的"教"转变为以学生为中心的"学"。

另一方面，教师发展是教育功能转变的需要。在以学生为中心的创新型大学里，教师该如何"教"的问题越来越引起关注。学者们建议大

---

❶ 徐佳悦，孙立新. 从探索发展到立德树人：中国教师教育百年历程解读［J］. 中国成人教育，2021（23）：64-70.

学教师需要明确一些观点。例如，如何教；为什么用这种方法教；如何考查学生对其"教"的看法；鼓励学生主导自身学习等。从这些观点中可以看出，在以学生为中心的学习和传统的以授课为中心的环境中，教育活动的作用完全不同，即教育的功能发生了转变。"教"不仅是教授知识，还要有引导和促进学生发展的功能。教师在传授知识的基础上，还要培养学生分析、解释和预测问题的能力，利用适当机会与他人沟通交流的能力，理论联系实践的能力等，促进学生的自我发展，使学生成为主动的学习者。

教师在作为引导学生"学"的促进者的同时，也是促进以学生为中心的学习环境中的学习者。如何利用自己领域中的优势更好地促进学生的"学"，给大学教师带来了挑战。教师需要不断地探索与发展，只有更好地掌握"教学"方法来支持学生有效学习，才能达到提高高等教育质量的目标。

### 四、国内外医学教师的发展现状

随着世界各国高等教育的迅速发展，及时更新教育理念，不断革新教育方法，是世界各国医学院校的共同趋势。因此，世界各国医学院校也都在教师发展领域进行了许多有益的实践探索。

（一）国外医学教师的发展现状

发达国家进行调研发现，国外在教师职业发展方面的实践普遍具有以下共同特征。

第一，对教育立法的重视程度非常高，而且各培训制度均体现法律化。

第二，根据国家科技与社会实际情况设置课程，形成系统化的课程内容，以便于学员合理选择。

第三，注重激励机制在教师发展实践中的作用，采用培养与任用相结合的方式。

第四，拓宽培训渠道，根据高校医学教师的实际需要有针对性地进行

培训，采取短期与长期、全日制与非全日制、脱产与业余、系统学习与专题研究等多种形式相结合的培训方式。❶

## （二）国内医学教师的发展现状

尽管我国高等院校（包括医学院校）正在不断加强教师专业发展规范化管理改革，逐步借鉴一些西方国家在教师专业发展规范化管理方面的经验，但在发展过程中仍存在一些不足，总体表现为教育理论和教学技能不强、教学手段单一等。这一方面是由于教师教育理论与实践研究还不够深入；另一方面也是因为对高校教师教育问题关注度较低，高校教师的相关培训效果还不够理想。因此，我们迫切需要采取一系列积极措施促进我国医学教师的发展。

第一，要高度重视并积极开展教师发展工作。近年来，我国各高校都把引进拔尖创新人才、加强高水平师资队伍建设作为提高教学质量的一项重要工作，但对教师整体素养和教学能力的提高及教学观念的更新重视不够。此外，医学院校教师与师范院校教师相比又缺少了入职前教学能力的专业培训。因此，对于医学教师的职业发展更应引起重视，应加大对他们入职后的培训，真正促进教师的专业发展，从而不断提升高等教育质量。

第二，要广泛成立服务于教师的多样化发展机构。目前，我国高校都建立起了一套比较完善的培训项目，如岗前培训、骨干教师高级研修班、青年骨干教师访问学者等，这些培训项目往往更偏重高校教师在专业理论素养上的提升。高校教师教学实践能力的培训相对比较薄弱，培训机构也仅履行了管理职能，并未真正调查研究高校教师在发展过程中的实际需求，很难满足每位教师的个性需求。因此，其培训效果还不够理想，难以适应社会发展和教育改革的深化。在此背景下，我国学校行政和高校管理者迫切需要转变观念，从教师主体性入手，树立为教师服务的理念，充分体现教师自我成长和自我发展的需要，努力让教师群体获得真正的进步。此外，教师发展是一个终身并且持续的过程，而这个过程的实现依赖于教

❶ 李宝群，程艳芬，张雷.高等医学院校教师发展现状及趋势研究［J］.教育教学论坛，2020（28）：35-36.

师在其需要的时候得到组织的支持和援助。我国目前已成立了一些相关机构，但这些机构多为区域性的，而且培训内容比较单一，这使大部分教师在寻求教学支持时很难找到适合的组织。因此，各高校应建立多元化的教师发展组织，针对不同类型和层次的教师开展富有针对性和人性化的教师发展项目，培养专业化的教师发展队伍，逐步强化师资力量，真正为教师的发展服务。

# 02

## 第二章 医学教师的自身发展

∨∨∨

1. 能够了解医学教师健康的含义，并且能够认可医学教师身心健康是执教的根本；

2. 能够识记并阐释医学教师胜任力的内涵；

3. 能够运用医学教师胜任力的提升策略提升医学教师的基本能力；

4. 能够了解医学教师人际关系的特点，以及建立良好人际关系的意义；

5. 能够运用人际交往能力的培养策略，提升不同阶段医学教师的人际交往能力。

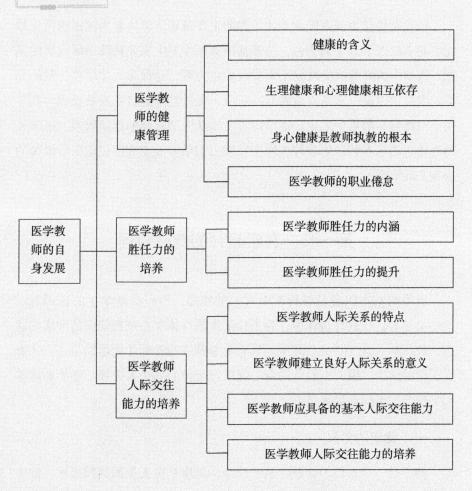

医学院校作为国家医学人才培养的重要基地，肩负着为国家现代化建设培养卓越医学人才的使命，是推动国家医疗卫生事业持续不断发展的基础。教师作为高等医学院校不断发展的生力军，是保障人才培养质量的关键。因此，建设一支高质量的教师队伍，促进教师的自身发展就成为高等医学院校发展的重中之重。本章内容主要从医学教师的健康管理、医学教师胜任力的培养和医学教师人际交往能力的培养3个方面讨论医学教师的自身发展策略。

## 第一节　医学教师的健康管理

教师的基本职责是履行教书育人的使命，他们既是学生的良师益友又是引导者。在教育过程中，为了让学生的身体和心理都能保持健康的状态，教师本人首先要身心健康。只有身心健康的教师才能尽职尽责，才能真正帮助学生。因此，教师的身心健康对于他们的个人发展、学生的培养和学校的发展都非常重要。

### 一、健康的含义

健康是一个永恒的话题，从古至今，健康是全人类的共同追求。健康既是人类社会得以生存发展的必然条件，也是一个民族、一个国家繁荣富强的重要标志。那么，何为健康？不同的人有不同的理解。❶

---

❶　孙建辉.把教师的身心健康放在心上——专访教育部教师工作司司长王定华[J].中国教师，2017（6）：5-8.

格林伯格和高镕从五个方面对健康进行定义，他们认为健康涵盖了生理健康、心理健康、社会健康、情绪健康和精神健康。生理健康是指机体的生理机能正常，身体没有疾病；心理健康是指一种积极的心理状态，使机体内外达到统一平衡的状态，具有良好的适应能力，能够应对困难和挫折；社会健康是指人们在社会生活中能与他人保持良好的关系，人际交往正常；情绪健康是指情绪稳定，能有效调节自己的情绪状态，学会合理控制和表达情绪；精神健康是指能够充分发挥个体潜能，拥有应对挫折的能力，对情感有积极的体验等。❶世界卫生组织对健康定义如下：健康是身心健康的状态，能够拥有良好的复原力。这意味着一个人的健康体现为躯体、心理和社会适应三个方面的健康。同时，世界卫生组织提出了三个重要的心理健康标准：第一，人格是完整的；有良好的自我感觉；具有良好稳定的情绪状态，以积极情绪为主；自我控制能力良好，能保持心理平衡；自信、自尊、自爱，有自知之明。第二，个人与周围的环境相处和谐，对环境充满安全感，且能与他人保持良好的人际关系，受到他人的尊重和信任，属于受欢迎的个体。第三，具有积极进取的精神，生活目标明确，职业理想坚定。当然，随着社会的发展进步和生活水平的不断提高，人们将比以往更加关注健康问题，对健康的理解也会更具时代气息，健康的内涵也会不断地得到充实和发展。因此，在对人类存在的永恒诠释中，健康永远是常态。

## 二、生理健康和心理健康相互依存

身心健康包括两个方面——生理健康和心理健康，两者相互关联、相互影响、相互制约。健康积极的精神状态对于身体健康有很大益处。相反，不良的消极精神状态会使人们容易患上身体疾病；身体机能异常往往会引起心理机能的变化。❷总而言之，心理健康以身体健康为基础，同样，心理健康也是身体健康的保障。

对于个体来说，身体健康对心理健康所带来的影响是双向的。从某种

❶　胡翠平 . 职业心理健康 [M].北京：经济管理出版社，2004：1 10.

❷　柳海民 . 教育学原理 [M].北京：高等教育出版社，2019：95–108.

角度来说，健康的身体能够对心理产生积极的、正向的影响；从另一个角度来说，身体健康受到损害也必然会给心理健康带来负面影响。

当个体处于身体健康状态时，意味着整个机体的各项功能均处于一个相对稳定的状态，各器官及各系统之间就会相互协调、相互促进，使中枢神经系统能够接收到其他系统及内外环境传递的各种正常刺激并产生良好的反应。这样不仅可以让个体产生适应感，还可以体验一种愉快的情绪，这对个体的心理健康有积极的贡献。然而，当个体出现身体不适或病变时就会对其心理健康产生明显的消极影响。一方面，这种不适会导致个体心理出现功能障碍和类似应激性的心理反应，如激动、焦虑、注意力不集中、反应变慢，甚至会产生妄想、悲观和抑郁等；另一方面，患者因担忧疾病是否能够痊愈而造成心理功能降低，常表现为情绪不稳定、行为控制能力减弱、缺乏对外界的兴趣、敏感多疑、恐慌等，久而久之，患者这种心理上的异常可能会慢慢演变成一种不可逆的心理障碍，甚至是心理疾病。

心理学家巴甫洛夫曾说："焦虑、忧虑和悲观会使人生病，积极、快乐、坚强和乐观可以战胜疾病，让人强壮长寿。"从这句话不难看出，个体的心理健康状况同样会对其身体健康产生积极或消极的影响。生理学家在研究"第二次世界大战"后美军伤员恢复情况时发现，个体在情绪愉快时会促进内分泌系统释放一种能减轻疼痛感的激素，从而使伤员在伤口不变的情况下疼痛感明显减轻。其他多项科学研究结果也表明，每天都保持心情愉快的人，血液中会产生大量有益于健康的内因子。一个人越快乐，他的健康状况就越好。另外，对长寿老人的研究也证明，乐观开朗、温和不怒、情绪稳定等良好的心理状态是长寿的重要原因之一。以上这些结果都在提示我们，心理健康无疑会对身体健康产生积极、良好的影响。反之，心理不健康或有心理疾病，会引发各种疾病。例如，如果一个人长期处于紧张、焦虑和抑郁等精神状态下，就会没有食欲，还会导致胃酸分泌增加、胃壁变薄，从而患上胃炎、胃溃疡、胃穿孔等。此外，长期情绪不良的个体还会出现内分泌系统紊乱，导致其免疫力下降，从而易患感染性疾病及癌症等。

由此可见，个体的身体健康与心理健康之间存在着十分密切的关系，它们互为因果。因此，我们不仅要关心身体健康，更要积极注意保持心理健康。

### 三、身心健康是教师执教的根本

身心健康是教师任教的基础，是教师幸福生活的基础，所以，要高度重视教师的身心健康。

习近平总书记曾指出，没有全民健康，就没有全面繁荣，人民健康是全面建成小康社会的重要内涵和重要标志。教师作为人类灵魂的工程师，是人类社会群体中的一个庞大组成部分。为了加快推进中国现代化建设，实现"两个一百年"奋斗目标，我们必须重视教师的健康，提高全社会对教师健康的重视。[1]

教师对学生的影响，既需要教师拥有渊博的学识和扎实的专业能力，更需要教师通过自身的思想和精神潜移默化地影响学生，因而教师要具备正确的政治思想素养，拥有正确的世界观、人生观和价值观，教师必须拥有积极的心理状态。[2]如果教师的心理健康出了状况，就会影响教师进行正常的道德价值判断。如果教师缺乏正确的是非善恶观念，就无法完成立德树人的重任。因此，我们必须高度重视教师的身心健康，保障教师能够充分发挥模范、示范作用，做到学高为师、身正为范，成为学生成长路上的引路人，帮助学生确立正确的人生方向。

医学教师作为一个特殊的专业群体，承担着培养高水平的国家医疗人才和医学智力创新的重要任务。但随着时代的发展，对于医学教师的要求越来越高，这些因素也影响着他们的身心健康。多项调查的结果显示，我国医学院校教师的总体健康状况并不理想，个别教师不仅有身体问题，还有身心健康不佳，如咽喉疾病、颈椎病、糖尿病、脂肪肝、心脑血管疾病、消化系统疾病等，甚至存在抑郁、焦虑、悲观、抗挫折能

---

[1]　孙建辉.把教师的身心健康放在心上——专访教育部教师工作司司长王定华[J].中国教师，2017（6）：5-8.

[2]　同 [1]

力弱、人际关系不良、易烦恼等心理和社会适应问题。更加不容乐观的情况是，患有这种疾病的人数每年都在增加，发病年龄也有年轻化的趋势。

针对出现的与身心健康相关问题，医学教师应增强自我保健意识，加强自我健康管理，寻求保持身心健康的良方。第一，医学教师应充分发挥资源优势，传播健康知识，树立良好的健康意识，接纳并及时更新健康观念，构建正确的健康导向；定期体检，对结果进行评估和干预，做到防患于未然，防止疾病进一步发生变化。第二，医学教育工作者必须坚持"自身健康第一责任人"的原则，主动改变熬夜、饮食不规律等不良习惯，积极纠正不健康行为习惯，养成和保持健康行为习惯。如树立正确的平衡膳食意识，每天坚持进行有益于身体强健的体育锻炼等。第三，学校卫生服务或相关部门肩负着监测教师健康的使命，是高校教师健康的推动者和监督者。因此，要加大卫生服务投入，定期组织健康评估和健康培训；实施长效干预研究等措施，提高教师健康水平。

总之，通过教师个人及学校共同努力，构建教师健康管理新模式，积极促进现有问题的解决，切实提升教师健康水平和生活质量，进而提高教育教学的效果。

### 四、医学教师的职业倦怠

1974年，美国心理专业学者弗登伯格（Freudenberger）通过对个体在行业中情绪变化的研究，首次提出了职业倦怠（burnout）的概念。如果个体长期处于工作重压中，就会产生一种身体疲倦、精神耗竭的非正常心理状况，因此也被称为"工作倦怠"。此概念被广泛应用在医护工作者、企业管理人员和在校教师等工作压力较大的行业中进行研究。[1]教师的职业倦怠源于教育教学的工作重压，使教职工在生理上与心理上产生了不同程度的职业疲劳和工作松懈现象，是一种非正常的行为与心态。随着现代教育的发展趋势，以及综合改革的到来，教师们承受着更多的职业压力，使

---

❶ 傅欢香，谭颖微.重症监护护士职业倦怠现状及相关因素调查 [J].中国现代医生，2014（10）：113–115，118.

他们在思想和心理上都产生了职业倦怠情绪。这些不良心态不但会影响教师个人的心理健康，而且还会在有意无意之间影响学校和学生的全面发展。成为特定人群的临床医学教师，往往不仅具备医师身份，还具备教师身份，二者相结合更容易产生职业倦怠。因此，帮助医学教师解决职业倦怠问题，提高教学水平，确保教学工作的顺利进行，值得我们进行深入的研究和思考。

目前，我国还没有对医学院校的教师职业倦怠这一概念作出明确界定，但对其所表现出来的主要症状的认识基本相同，大致分为三种：情感枯竭、去个性化及个人成就感减弱。❶职业倦怠的核心症状即情感衰竭，主要表现为个体可以感觉到个人的情绪情感正在逐渐被消耗；去个性化主要体现为个体在工作团队中缺乏个性与责任心，但在独处中未必会表现出消极的举动；个人成就感减弱主要表现为在工作中没有积极性和自信，导致士气不足、效率低下。大量的调查研究结果表明，我国目前的医学教师中存在职业倦怠问题的现象十分普遍，主要体现在以下三点。第一，工作积极性降低，认为完成应该讲授的内容就大功告成，不会去反思和提高自己的教学水平。第二，身体素质和心理健康水平较低，健康状况堪忧，思维活动的水平呈下降趋势。第三，体验不到成功的快乐，无法产生职业认同感，没有认识到教师是令人有幸福感的职业，对于培养学生成才失去兴趣。调查结果显示，职业倦怠与职业能力呈负相关关系。这也从某种意义上表明，医学教师产生职业倦怠会对学校的教育质量产生显著影响，那么就有必要找出其成因，有的放矢地去解决这一问题。

许多研究报告表明，医学教师职业倦怠的原因主要来自以下三个因素：第一，教师的职业性质。医学教师担负着培养医疗领域优秀人才的重任，这就需要医学教师通过不断进修来丰富和完善自己的医学知识和技术，及时掌握医疗领域的前沿内容，这意味着医学教师要付出大量的时间及精力。同时，医学教师还需要完成科研和临床的双重工作。繁重的工作压力导致医学教师常常无暇顾及家庭，因而还要承担来自家庭内部所带来的潜

---

❶　张进，曹德品，李艳超，等. 中国医学院校教师职业倦怠研究进展 [J] 中华医学教育杂志，2019（7）：495-498.

在压力。不仅如此，激烈的社会竞争环境使教师必须去满足提高学历、晋升职称、发展职业等自我实现的需要。在这个过程中，如果教师的理想和现实出现偏差，就会产生角色冲突进而导致职业倦怠。第二，外部环境综合因素。充满竞争压力的工作环境和缺乏领导支持的组织结构会降低教师的工作效率，削弱其积极性。如果教师长期处于不和谐的组织氛围中，那么在情绪方面就会经常感到压抑和孤独，无所适从。而且，医学教师在职业生活中要面对各种评价，这种显性和隐性的压力相结合会加重医学教师的职业倦怠。在社会大环境和文化历史的影响下，教师职业一直被认为是崇高而神圣的，因此，教师肩负着为祖国培养栋梁之材的重任。但在现实生活中，很多教师面临着买房、养家、学习深造等无法忽视的压力，这使他们经常在理想和现实碰撞中左右为难，从而陷入负面情绪，逐渐丧失个人成就感。第三，个人的内在特性。职业倦怠的产生还会受到教师个性特征、人际交往、能力水平等因素的影响。情绪稳定、性格乐观的教师可以轻松应对科研和教育中出现的问题、积极乐观地寻找解决问题的方法的教师往往性格坚强，具备专业知识结构，拥有较强的个人能力，可以应对工作中出现的身体和心理倦怠的问题。相反，情绪不稳定，性格偏执的教师往往因为专业知识不够扎实，在工作中遇到层出不穷的困难时容易出现职业倦怠。

因此，针对以上原因提出了三项缓解医学教师职业倦怠的实施策略。第一，教师要掌握合理归因的方法，在日常工作中不断提高自己的教学水平、科研能力、综合素养，全方位地提高个人实力；同时，教师也要调节自己的情绪，改变想法，提高沟通方面的技巧，学会平衡生活中方方面面的人际关系，能够在多种角色的转换中驾驭自身的情绪与思想。第二，学校管理方面要注意人文性，让教师在充满关怀的、团结积极的环境中学习与工作，为教师提供展示自我才能的平台。只有这样，教师才有精力不断增强自身学术能力。第三，要积极建立大环境下共同参与的学生支持系统，弱化教师的社会压力，提高教师的成就感，让师生都能够在自由的环境中得到长足的进步。

# 第二节 医学教师胜任力的培养

随着全世界高等医学教育的发展和医疗卫生体制的改革，我国高等医学教育的改革重点也发生了转变，主要体现为人才培养目标的变化、人才培养模式的转变和人才培养体制的改革等方面。全球医学教育独立委员会在 2010 年《柳叶刀》上，刊登了题为《新世纪的卫生人才：在相互依存的世界中转变教育以加强卫生系统服务》的报告，在以学科为本的大学教育和以问题为中心的融合教育这两项改革的基础上，提出了以制度为中心、以岗位胜任力要求为目标、提高整个卫生系统绩效的第三代新理念。医学教师的能力水平不仅是决定医学教学和科研成败的关键，而且对医学教育的整体水平乃至学校未来的发展都有重要影响。由此可见，医学院校需要高度重视优秀医学教师的培养，探索适合我国医学教师能力培养的方法，为提高医学教育质量提供实质性帮助，加快医学教育工作者的队伍建设。

## 一、医学教师胜任力的内涵

1973 年美国心理学教授戴维·麦克莱兰（David McClelland）最早提出了"胜任力"的概念，其指的是在某些职业中能够区分非凡成就者和普通人的个体层面的特征，❶用"冰山模型"来描绘胜任力的结构。其中，"冰山上"包括知识和技能，是表面特征和外显因素，易于理解和衡量，相对容易通过培训获得和发展，通常以学历或证书的形式记录，这称为基准能力；而"冰山下"包括社会角色、自我概念、特质和动机，这些都是隐藏的、根深蒂固的特质，是难以观察和衡量的部分，难以通过训练改变，但对人的行为和表现起着关键作用，被称为"鉴别胜任力"。基础胜任力是对胜任者基本素质的要求，但不能区分优秀者和一般者，区分两

---

❶ 鲁芳，喻继军.论胜任力导向的地方高校创新型人才培养 [J].当代教育理论与实践，2019（5）：70–75.

者的关键是鉴别胜任力。❶

由于我国医学教师胜任力研究滞后，尚未形成统一的标准胜任力模型，但这些模型所包含的医学教师胜任力构成要素大致是相似的，基本涵盖了教育教学能力、专业知识和科研能力等几个方面。❷另外，英国医学教育家罗纳德·M. 哈登（Ronald M. Harden）和詹妮弗·M. 莱德劳（Jennifer M. Laidlaw）教授在 2012 年发表的专著《医学教师基本能力》的"医学教与学导论"中提出医学教师应当具备以下八种胜任能力：①能运用合适的技术备课与讲课；②能够正确选择小组教学方法并推动小组教学的开展；③能在各种场所中具备教学实践和临床能力；④可以促进和组织学生的学习，支持学生获得发展机会，并帮助学生发展自我评估和反馈技能；⑤能制订教学计划，整合学习机会，帮助学生达到期望的学习结果；⑥能确认、开发和采用适宜学生的学习资源；⑦能评定学生的各种学习成绩；⑧能运用来自学生和同行评价的反馈来评价教育计划。综合以上标准进行分析，医学教师胜任力应在身体健康并能完成本岗位教学工作的基础上具备以下能力：职业道德素养、专业知识、教学能力和科研能力等。

## （一）职业道德素养

"教师是人类灵魂的工程师"，作为专门职业的教师一直以来都受到高度重视。习近平总书记在党的二十大报告中指出：教育、科技、人才是全面建设社会主义现代化国家的基础性、战略性支撑。所以"育人计划，教师为本"，教师不仅是知识的拥有者、传播者和创造者，更是人才培养的执行者，"有好的教师，才有好的教育"。可见，教师职业道德水平直接影响人才培养的水平及人才素质的高低，进而影响人才强国战略目标的实现。因此，教师是教育的基础，教师的职业道德是教育的灵魂。

高校教师职业道德素养是指按照特定社会准则或社会的道德要求，在

---

❶ 梁茜.基于胜任力的附属医院高级医学人才测评与引进 [C]// 全国高等医学教育学会，2011.

❷ 温丽影，李克绳，杨慧慧等.基于学生视域的医学院校教师岗位胜任力研究 [J].卫生职业教育，2016（10）：92–94.

道德意识和道德行为方面有意识地进行自我发展、自我转化和自我提高的活动，以及经过这些努力所形成的道德品质。❶ 从本质上来说，其是高校教师在进行各种教育活动和社会实践过程中的自我教育、自我培养和自我提升的过程和结果，既包括平等、公正、积极、诚实、善良和热情等内在道德素质，又包括外在的行为表现，如从容、冷静、端庄和稳重等。教育部与全国教科文卫体总工会于 2011 年 11 月联合发布了《高等学校教师职业道德规范》，从六个方面规范了高校教师的职业行为，这与高校教师应该履行的四项基本职能相一致。因此，高校教师的职业道德也可以从教学道德、科研道德、服务社会道德和人际关系道德四方面来考察。❷

　　医学院担负着培养救死扶伤、挽救生命、维护健康的高素质医学人才的重任，这种人才培养任务主要在附属医院和教学医院完成，因而医学院的教师同时承担着教师和医生的双重角色。他们既有临床经验，又具备教师的专业素养。这种"双师型"特质决定了医学教师必须坚持教师和医生的双重职业道德，要遵守"教书育人"的师德和"救死扶伤"的医德，两者密切相关，不可替代。作为新时代的医学教师，只有真正热爱自己的教育工作岗位，才能够抵御社会上的各种诱惑，忠于神圣的教育事业，把培养好、教育好学生当作自己最重要的责任，为教育事业奉献全部。现代医学教育强调"以人为本"，医学生的教育过程实际上是一个人格提升的过程。因此，对学生进行教育时一定要注意方式和方法，既要"眼中有学生、心中有大爱"，还要"德才并举，以身作则"，不仅重视言教，更要以身作则。以身作则是指用正确的"三观"、高尚的品德引领学生，公正、平等地对待所有学生。此外，作为一名高校医学教师，还要适应新时代的步伐，具有与时俱进、开拓创新的态度，不断充实自己，在教育教学过程中，依靠自己高尚的人格魅力教育学生，取信于学生，真正实现"育人育才"的目标。

---

❶ 彭升，王飞龙 .21 世纪高校道德建设四论 [M].长沙：中南大学出版社，2003：194-228.

❷ 张秦 .关于加强高校教师职业道德修养的思考 [J].教育教学论坛，2013（6）：17-18.

### （二）专业知识

构成一门专业的主要标准是从教人员要具有一套完整的专业知识体系并将其作为专业实践的基础。来源于经验和理论的基础知识是所有专业的核心内容，专业人员的从业基石则是专业知识。教学被认为是一种需要教师具备特殊知识和能力的职业，教师只有知道如何将自己的知识转化为学生能够理解的表现形式，才能使学生获得有效学习并取得教学成功。美国斯坦福大学教育学院舒尔曼（Shulman）教授于1987年建构的教师专业知识分析框架，将教师专业知识具体划分为七类：①学科知识，即有关学科内容的知识，涉及一门学科的基本概念、基本原理等方面的知识；②一般教学知识，指教授学科知识所需要的教学技巧方面的知识，包括课堂教学组织与管理的基本原则和策略；③课程知识，指关于课程理论方面的知识，如对课程和教材的理解；④学科教学知识，指关于教学内容知识与教学方法知识的结合，即教师知道用什么样的方法去教什么知识内容；⑤学习者及其学习特点的知识，包括学习者的身心状况，学习者的兴趣和需要，以及提高学生兴趣的方法等；⑥教育情境知识，指影响教学效果的知识，如学生家庭环境情况、学校课堂情况、社区文化特征等；⑦关于教学目的和价值的知识，指对本课程的学习目的及其价值取向的认识。从上述知识类别来看，舒尔曼认为学科教学知识非常重要，因为它体现了学科内容与教育学科的整合，能够区别学科专家和教学专家，能够体现专家教师与普通教师的差距。❶

医学教育与医学科学的发展密切相关，是一门关于教学与学习医学的科学，是一门不断发展和更新的综合性科学，既包括生物医学伦理学、卫生经济学、医学社会学、医学史等学科，又涉及教学理论、教学方法、评估与评价、临床教学和继续医学教育等学科。❷而且，学科理论是不可能完全独立存在的，与其他相关学科密切相关，如外科必须整合病理学、生

---

❶　向冬梅.教师专业发展的知识基础研究［D］.武汉：华中师范大学，2007.

❷　俞春利，冯修猛，王志刚等.新时期医学教师应具备的职业素质探析［J］.中国医学教育技术，2010（5）：452–455.

理学、解剖学、影像学、肿瘤学和药理学等相关学科，才能较好地完成疾病的诊断、治疗和预防。所以，医学教师也必然要拥有相应的职业素养与医学教育相匹配：第一，必须具备深厚的专业知识，能够透彻理解所教科目的基本概念、基本原理和它们之间的相互关系；第二，要具有广泛的科学文化知识，能够合理运用人文科学、社会科学和自然科学方面的知识；第三，要有丰富的教育科学、管理科学和心理科学知识。当然，在飞速发展的科技时代，知识更新也在不断加速，医学教师的专业知识也需要不断提高，才能更好地适应教学的需要。

### （三）教学能力

教学能力是指教师拥有一定的专业知识和技能，并且能在教学过程中运用它们完成一定的教学任务的基本能力。从教学实践的层面上来看，教学能力可分为教学认知能力、教学操作能力和教学监控能力。教学认知能力是教师分析和判断教学目标、任务、方法、策略、情境和学生特点的能力，包括对课程的分析和掌握、对教材的分析和处理、编写教案的能力、理解和判断学习情况的能力；教学操作能力是指教师解决教学问题和实现教学目标的能力，包括厘清概念、把握要点、厘清语境、科学使用多媒体工具、建立师生互动、掌握时间、组织讨论和评价的能力。教学监控能力是指教师在教学过程中控制教学活动的能力，能够主动计划、检查、评价、反馈、控制和调节的能力，是教师对教学活动的反思和自觉调节，以保证教学活动的效率，包括教学反思能力、课堂评价能力、自我评价能力等。❶研究发现，教师的教学能力水平与教学效果密切相关，是达到良好教学效果的关键。因此，教学质量得到保障的关键是教师的教学能力能够提高。

目前，我国医学院校专业课程的教师大多毕业于医学院校，虽然通过了教师资格证考试，但是没有接受过正规的师范教育，缺乏系统的教师培训，也缺乏系统的有关教育学、心理学等教育科学理论。因此，这些教师

---

❶　袁夫彩，赵希文.高校青年教师教学素养提升方略的探索 [J].教育与教学研究，2010（6）：8-10.

在教学方面往往缺乏系统的教学技能，在教育教学研究中难免会出现各种问题，如生搬硬套教学方法或模式、教学研究开展不科学等。这些都会不同程度地影响教学质量的提高和医学教育改革的深入开展。因此，医学院校应打造一支素质高、专业技能强的师资队伍，注重培养专业教师的教学能力。

（四）科研能力

科学研究是高等学校的一种主要职能，也是加强高校内涵建设的重要组成部分。科研能力是高校教师学术水平的重要体现，也是高校教师专业素质的具体表现。科研能力不可能一蹴而就，而是一个不断积累的长期过程，因此，需要教师有做好科研工作的动力和愿望，让教师积极参与科研工作。另外，科研并不是研究别人研究过的东西，而是在已有研究基础上的创新，因此，教师应具有创新意识、创新思维和创新能力。

以"教研为主"的医学院校的教师，不仅肩负着沉重的教学任务，也是保障高校科研事业不断发展的重要基础。教师通过教学和科研、撰写文章等知识实践，不断丰富和更新教学内容，改进和提升知识储备，让学生更多地了解科学技术发展的最新成果和趋势，以便其能够成为未来可以从事高级研究工作、符合国家培养要求、适应社会发展的创新型人才。

（五）其他

培养新一代医生的使命落在了医学教师的肩上，教育的成败直接影响医学生未来为患者提供服务的水平和质量。因此，建设一支专业的医学教师团队，需要教师具有终身学习的理念和自主学习的能力。"一生只学一次"的概念已经过时，只有积极理解新概念、学习新思想、探索新问题、培养适应新环境的能力，才会使自己终身受益。而且，随着社会的发展和教育改革的深入，终身学习的观念越来越被人们认可。教师在终身学习体系中发挥着重要作用，其素质直接影响终身学习的质量。由此可见，培养和提高教师的终身学习能力势在必行。

大量研究表明，教师教学观念的形成、巩固和提高不是一蹴而就的，而是一个长期的过程。在这个过程中，学习和创新是教师日常教学理念发展的最重要因素之一，能够直接影响教师教育水平的提升。因此，医学教师要不断更新教学理念，从不同体系中借鉴优良的教学方法，以有效提升教学效果。但在建立和完善个人教学理念的过程中，医学教师也一定要做到"不随意排斥、更不盲目跟从"，而应认真学习、深入研究、恰当融合，最终形成适应现代医学教育的先进教学理念，为培养适应社会需要的优秀医学生服务。

## 二、医学教师胜任力的提升

社会和科技在不断地进步和发展，教师的角色也发生了相应的转变，由传统的知识提供者和课程实施者，逐渐转变为知识的引导者和课程的开发者、参与者。这也意味着对教师专业能力的要求越来越高，教师需要在教育教学过程中积极提高自身的专业能力。实际上，教师能力的提升是一个螺旋式的过程，需要在教学、科研等过程中不断完善提高。鉴于医学教师的诸多职业特殊性，医学教师胜任力的提升成为一项长期复杂的系统工程，这也是我国医学教育面临的一大难题，是医学教育发展不可或缺的一部分。那么如何提升教师胜任力呢？教育专家们认为可以从教师自身、学校环境和相关制度等影响因素入手，多方位、多角度地促进医学教师胜任力的提升。

### （一）增强提升意识，实现自我提升

教书育人是教师的责任和使命，教师担负着培养国家未来栋梁的重任。也就是说，教师能力的高低不仅关系到自己的前途命运，也关系到他人的命运；不仅关系到祖国教育的发展，也关系到国家未来的发展。因此，提高教师的岗位胜任力是非常重要的。要想做到这一点必须从教师的思想意识入手，只有教师认识到自身专业素质提高的必要性和重要性，才有可能把这种意识转化为自觉行动。教师要始终坚持"终身学习"的理念，不断提高理论知识和教学技能，及时更新知识储备，实现自我完善。

随着我国医学教育的高速发展及医学院校规模的不断扩大，对医学教育的质量提出了新的挑战，其中医学教师的胜任力则是人们关注的焦点问

题。在我国，医学教师的来源主要是医学院的毕业生，其中大部分为"双师"，既是教师又是医生，因而他们虽然医学基本知识扎实、操作技能熟练，但由于缺乏正规教学技能的训练，多凭有限的经验或沿袭传统的授课模式进行教学，存在一定的局限性，最终导致教学水平不够理想，从而限制了创新教学的发展和新一代人才的培养。因此，医学教师要不断完善自己的思想观念，时刻意识到教师能力的提升是一个持续的过程，需要与社会进步保持同步，保持对新知识的渴望和努力创新的自觉动力，要不断强化自我提升意识，积极进行教育科学研究，最终实现教师能力的自我提升。

## （二）更新管理机制，形成多方协同

尽管人们意识到医学教师胜任力已经成为医学教育发展中的一项重要任务，但实际上，多数医学院校并未真正落实教师胜任力的提升工作。医学教师的培养和教育没有系统的规划和有效的制度，没有科学的鉴定和评价机制，师资培训无论在时间、内容上，还是方法、模式上，均有较大的提高空间。因此，医学教育管理机构必须从教学环境、岗位聘任、奖惩措施、培训方式和教学措施等各方面进行改革，建立多方协作机制，从而有效提高医学教师的胜任力。

首先，完善管理机制。传统的高校人事管理是"刚性的"，通过制定相应的限制性条件对教师的教学行为进行约束，将教师框定在一个固定的模式内，大多采用量化的评价方法，其评价指标是明确的、可衡量的。这种管理方式忽视了教师工作的复杂性和创造性，无形中增加了教师的工作压力，导致教师在工作中缺乏主动性和创造性。另外，很多高校为了在各类评估中实现师资结构的达标，在人才引进方面存在着一定的盲目性，有时会出现重学历轻能力、重职称轻教学、重学术轻道德的现象。这样的人才引进模式从长远来看不利于医学院校的可持续发展，不能有效保障高校长期发展目标的实现。针对这些问题，教育管理部门有必要以学校现状为基础，积极进行人事管理机制改革，改变传统的、死板的人事管理理念，推行"弹性"的人事管理模式，真正实现"以人为本"的教师管理模式，在管理机制中充分体现出对高校医学教师的人文关怀，关注教师的心理健康问题。同时，教育管理部门在教学管理中关注教师所关切的内容，尤其对新任职的教师来说，更应该给予关注和温暖；建立合理的教师岗位薪酬激励机制，让教师在日常工作中能够感受到自己是被重视的，从而实现教师内心更深层次的价值感；当然也要设置合理的惩戒制度，以对未能按要求完成工作任务的教师进行良性的约束。此外，人事部门应严格控制人才的任用，实行学业水平与教学技能均优异的原则，既要确保师资结构合理，又要选择拥有良好师德、能够适应高校发展的医学教师。

其次，加强教师培训。对于新入职的医学教师而言，进行入职前培训在专业技术和思想观念的提升上都是非常必要的；对于已入职多年的教师而言，也亟须通过深入的培训与进修来提升自身业务能力。因此，有关部门要做好教师培训和继续教育工作，聘请专家召开学校教师教学改革和科研创新工作会议，鼓励教师在工作和学习中提高学历，积极参加各种培训，不断更新储备的专业知识；同时，适时增加教育学、教育心理学的内容，使任何学科教师都具备作为合格教师的基本技能。

最后，构建评价指标体系。目前，许多医学院校对教师胜任力的评价标准依旧比较单一，评价内容也比较偏重诸如承担课时量、发表文章量、科研承担量等可量化的方面。这可能会助长教师重科研轻教学、不重视某些潜在能力的现象的发生。因此，医学院校亟须构建一套科学合理的评价指标体系来指引和促进医学教师胜任力的提升。在构建过程中，一定要遵循整体性和客观性，并使这些评价指标更加清晰具体，使评价具有真正的参考价值，从而帮助教师可以随时进行真实有效地自查自评，了解自身技能水平的差距，及时根据组织要求纠正不足，不断提高教学能力。通过有效的评价，还可以帮助教育管理者选拔和培养优秀教师作为学校的核心教学团队，帮助学校更有效地整合精英人才，最终实现战略性的长远目标。

提高医学教师能力是保证医学院能够长期发展的关键任务，但教师能力的发展和培养是一个复杂的过程，实现预期的结果需要教育管理者、教师甚至学生的长期协作努力。因此，学校需要对教师和相关人员给予足够的重视，积极探索改进具有激励性的制度，为可持续医学教育的发展贡献力量。

# 第三节　医学教师人际交往能力的培养

教师在教育教学中必须处理好各种人际关系，这是由高校教师的职业性质和工作特点决定的。其中，包括与学生、同事、学校领导和社会人员的关系，而具有"双师"角色的医学教师还要处理与患者及其他相关人员之间的关系。与这些群体关系能否得到有效的管理，对教育教学和医疗工作的有效性有很大影响，所以，医学教师有必要掌握一定的人际交往技巧。

## 一、医学教师人际关系的特点

人际关系是人与人之间在生活中因相互交往而产生的一种心理关系，彼此之间会借由思想、感情和行为表现而产生相互吸引或排斥等的互动关系。教师的人际关系是指教师在教育教学工作中与他人因交往作用而建立起来的一种比较稳定的心理关系。❶ 由于医学院校教师除从事教育工作外，大多还要从事医疗护理卫生保健工作，因而他们必须与社会不同阶层、不同职业的庞大人群发生人际关系，在面对不同人群时其处理模式必定是不同的，具有如下特点。

### （一）专业性

医学教师都是高学历的知识分子，也是术业有专攻的专业学者，无论在进行教学还是临床诊疗时，他们都能够运用专业的知识和技能完成相应的工作任务。当然，在这个任务完成的过程中，必然离不开专业的人际交往。以大学教师的角色面对学生、同事及其他相关人员时，首要的是具有平等人格，在相互沟通时应保持宽厚包容的心态和尊重学术的态度；以医生的角色面对患者及其家属和其他医护人员时，也应拥有"医者仁心"的情怀，践行"医乃仁术"之责。

---

❶ 李坤杰.大学生职业素质培养［M］.昆明：云南大学出版社，2008：98-103.

## （二）义务性

为促进教学和医疗沟通、提高教学和治愈效率，医学教师有义务与学校、同事、学生、家长、患者及其家属等进行交流。医学教师的职业素养要求他们与外界建立良好的人际关系，而不能根据自己的喜好来选择进行人际交往的对象，在"被迫"交流中履行教师和医生所承担的义务。

## （三）多层次性

医学教师特殊的工作属性，使他们在生活和工作中身兼多个类型的角色，具体角色会随着生活、工作的主题转换而在不同时间段内发生相应的转换，彼此相互衔接。在给学生上课时，他们的角色是教师；在给患者进行诊疗时，他们的角色是医生；在从事临床带教工作时，他们的角色既是教师又是医生。因而，医学教师需要与社会各个层次的人员进行沟通和联系，并在不同时间段内进行自身角色的及时切换，正确行使角色权利和履行职责。

## （四）协作性

医学教师同时拥有不同的角色，每一种角色都与其他角色发生相互关系，与其他角色共同配合完成相关工作。因此，医学教师只有按照角色需要处理好人际关系，与相关角色相互协作，才能更有效地发挥该角色的职能。

## 二、医学教师建立良好人际关系的意义

医学教师的人际关系主要体现为师生关系、同事关系和医患关系。建立良好的人际关系是医学教师的一项重要任务，对其工作的顺利开展至关重要。

## （一）建立良好的师生关系有助于教育教学工作的顺利开展

杜威（John Dewey）认为，师生关系是教育教学中的一种特殊的人际关系。如果师生关系融洽，那么教师对学生的教育就会非常有效，他们可以通过学校的教育和教学活动来影响学生。实际上，师生之间的人

际交往主要是精神交流和情感交流。在交流过程中，学生会受到教师人格的影响。在这种良好的师生关系中，教师与学生的影响是相互的，教师往往起主导作用，通过其个人的人格魅力和交际能力激发学生的兴趣，获得学生的信任。这对学生的学习态度和学习成绩、道德修养、思想观念等方面都有积极的影响。这种师生关系也会对教师心理产生重要影响。调查发现，师生关系的健康发展能够让教师的生命散发光芒，能够增强教师教育效能感和心理稳定性，从而增加教师从事教育活动的动力。可见，良好的师生关系是师生相互成长发展的基础，也是建立教育大厦的基石。

（二）建立良好的同事关系有助于医疗工作的顺利完成

在现代社会，各种工作之间的协作关系越来越密切，而教育工作也不是孤立进行的。高校教师是需要相互协作的群体，医学教师则是这个群体中的一员。作为医学教师，无论是专任教师还是辅导员或行政人员，每个人都有自己独立的工作职责和任务。然而，高校的教学、科研、学生工作和社会服务是一个系统工程，需要教师在发挥各自才干的同时开展密切合作，这需要教师之间形成良好的人际关系。良好和谐的同事关系既可增进同事之间的相互理解和相互包容，又可促进同事之间的相互学习和相互合作，进而增强合作共事的凝聚力和心理默契，提升教书育人的质量。

（三）建立良好的医患关系有助于临床实践教学工作的正常运行

医学教师实践教学工作的特殊性就在于需要通过临床患者的积极配合才能顺利进行。随着社会的发展与进步，人们的思想观念发生了巨大的转变。患者在看病治病过程中更注重维护自身的选择权和隐私权，一方面他们希望选择资历深、经验足的医生为自己诊疗，不愿意甚至拒绝实习医生为自己诊疗；另一方面，他们也不太愿意配合带教教师开展临床实践课，从而影响临床实践教学活动的正常开展。这使医学生临床实践锻炼的机会大大减少，势必会影响医学生的专业成长。患者的这种心情虽然可以理解，但临床实践教学离不开患者的配合。这就需要医学教师加强沟通能力，学会换位思考，尊重和理解患者的需求，与他们建立起信任和理解的和谐医患关系，取得患者的理解和配合。由此可见，建立良好的医患关系是保证临床实践教学正常开展的重要因素，而医学带教教师和实习医学生在医患交往中所表现出的高超医术和良好医德是医患关系和谐的重要保障。因此，医学教师和医学生需要共同努力提升自身的综合素养，提升患者对自己的信任度，力争获得患者的理解和配合，为医学生的发展提供有利的学习条件，从而保证临床实践教学工作的顺利进行，提高临床实践教学质量。

医学教师不仅要和学生、同事、患者交往，也要与社会各行各业人群发生联系与交往。教师要善于利用校外的教育资源为学生服务，充分发挥教育合力的作用，促进医学生的学习和发展。这些任务的开展需要医学教师具备良好的人际关系，因此医学教师具备良好的社会沟通能力非常重要。

### 三、医学教师应具备的基本人际交往能力

为了拥有良好的人际关系，医学教师必须具备一定的人际交往能力。教师的人际交往能力是指教师在行为和思维上与他人进行沟通和协调的能力，是教师在教育教学活动中能有效履行教书育人职责所必需的能力，主要包括以下五个方面。

#### （一）懂得尊重

尊重是人际交往的基本前提，也是打开他人心灵的钥匙。因此，医学教师在人际交往过程中必须懂得尊重他人，这在师生交往中显得尤为重要。第一，医学教师必须意识到，学生与自己在人格上是相互平等的，要懂得尊重每一位学生的独立人格；第二，要懂得尊重每一位学生的个性特点，相信不同性格的学生都会绽放出属于自己的光芒；第三，教师要懂得保护学生的自尊心，让学生在温暖健康的环境中学习和成长。当然，医学教师之间及医学教师与领导之间进行交往时也要互相尊重、互相包容、互相支持，以便更好地开展各项工作。此外，医学教师工作的特殊性，使他

们对另一个经常交往的患者群体也必须给予足够的尊重。良好的医患关系会让患者在与疾病斗争的过程中更加充满自信。

（二）学会理解

理解是人与人之间沟通的桥梁，是指能够换位思考，站在他人角度看待问题，设身处地想他人之所想。医学教师的主要工作对象是学校的医学生和医院的患者，他们既需要医学教师的指导，也需要医学教师的理解并具有同情心。这就要求医学教师能够学会换位思考，站在学生和患者的立场，体察他们的内心需求。一位富有同情心的医学教师必须能够理解考试不及格的学生的痛苦和患者的尴尬，并给予他们充分的鼓励和帮助。经验表明，细心和富有同情心的医学教师常常会在人际交往中获得更多的认可和喜爱。

（三）充分关注

对他人进行关注是人际交往的基础，所以懂得关注他人的医学教师往往具备构建和谐人际关系所必须具备的人际交往能力。在教育教学工作中，医学教师要全面关注学生的心理和行为变化，找出变化的原因和规律，能够全面地了解学生的学习和思想；鼓励和肯定学生，帮助学生发现其自身的优势，克服自己的弱点。另外，在临床实践教学中，医学教师还要对患者给予充分关注，以赢得患者对临床实践教学的理解和配合。在这样的氛围中，使学生和患者真切地感受到来自医学教师的关怀，才能让学生愿意接受教师的指导，易于教育教学工作顺利开展。总之，充分关注他人是一种人际交往方面的关怀和理解，是建立良好人际关系的重要出发点。

（四）巧用语言

教师的专业特点要求教师具备良好的语言能力。教师对学生的影响通常是以语言表达的方式而产生的，因而教师要掌握语言表达技巧，充分发挥语言表达的作用，让学生在与教师的交往过程中产生愉快的心理体验，愿意与教师交往并接受教师的引导。教师在与学生交往过程中要避免使用讽刺、挖苦、说教和命令等消极语言，也要避免使用模棱两可、含糊不清的语言表达方式。这些不当的语言表达方式会对学生产生消极的影响，影响师生之间的正常交往。同样，教师在与他人交往过程中，也要讲究语言表达艺术，与人沟通时语言表达要简洁明了、亲切自然，充分发挥语言表达在人际交往中的作用。

（五）善于倾听

良好的倾听是与他人交流的一项重要技能，良好的倾听者不仅能把握说话者的主旨，还能准确把握说话者的意图，准确地表达自己的想法。医学教师要善于倾听学生的心声，了解他们的所思所想，排遣他们心中的苦闷，解答他们心中的疑惑；医学教师要经常倾听每个患者的病情反馈和各种诉求，为患者排忧解难；医学教师要虚心倾听来自领导和同事的意见和指导，从他们的反馈中发现自己在工作中的优势和不足，找到新的发展契机；医学教师还要充分听取社会各界人士对自己工作所提出的意见和建议，不断改进工作。显然，这些工作的完成都需要医学教师善于倾听，掌握倾听技巧。

医学教师的人际交往既与一般的人际交往有共同的规律与要求，又有其特殊的规律和特点。医学教师要充分把握好自身的工作性质和特点，在实践中锻炼和提高自己的人际交往能力，以便其更好地开展教育医疗工作。总之，人际交往能力在医学教师的教育工作中非常重要。

## 四、医学教师人际交往能力的培养

当前，我国教师教育实行职前职后一体化的培养模式，其中包括职前教育、入职教育和在职培训三个阶段。因而，医学教师的人际交往能力也要实现全过程培养，只是在职前、入职、职后各个阶段的培养方式和侧重点有所不同。

（一）职前教育阶段

目前，我国教师职前教育主要以师范院校专门培养为主。师范院校将教育学、心理学等课程作为师范生必备的专业基础理论课程，为师范生的培养奠定基本理论素养。学生在课程学习中可以获得有关教师人际交往能力的基本理论知识和技能，教师通常采用案例分析和角色扮演的方法进行课堂教学培训。例如，通过分析教师职业生活中人际交往的经典案例或通过让学生扮演人际交往情景中的角色，体会真实情景中的人际交往，从而帮助学生获得初步的人际交往感性经验，进而再通过见习和实习的机会进行课外实践训练。总之，职前教育阶段教师交往能力培养的关键是给学生提供尽可能多的实际锻炼的机会，帮助他们获得有关人际交往的感性经验。

然而，医学院校专任教师的职前教育几乎处于一种空白状态，所以，此阶段几乎无法进行医学教师人际交往能力的培养，这显然是一个亟待解决的问题。通常情况下，高等医学院校的学生在学习期间的最后一年要进入临床医院进行专业实习。他们一边学习理论知识，一边以"准医生"的身份参加临床医疗工作。为消除医学生在实习过程中的困惑，缓解医学生在刚进入医院工作时的紧张与迷茫，医院应该组织相应的培训活动，为他们讲解医院的相关工作情况、临床实习过程中可能遇到问题等信息，帮助他们尽快进入医生角色，更快适应医院的学习和工作。由此可见，"准医生"的岗前培训是非常有意义且有必要的。为了能够胜任未来的"双师"角色，"准医学教师"也应进行行之有效的岗前培训。培训可以从理论和实践两个层面进行，通过系统梳理《高等教育政策导论》《高等教育研究》《高等教育心理学》和《高等学校教师职业道德教育》等相关教师必修课程，为医学教师人际交往能力及教学胜任力等方面的培养提供理论支持；通过在医学课堂的实习训练及与患者的沟通，获得人际交往能力培养的实践感受。

（二）入职教育阶段

加强入职教育是我国教师培养制度的一项重要内容，无论是大学还是中小学都非常重视教师的入职教育。目前，我国中小学教师的入职教育通常呈现两种形式：一种是新教师的上岗培训，主要学习教育政策法规、教师职业道德、教师专业技能等内容，通常由地方教育行政部门统一组织；另一种是学校内部实行的老带新"导师制"，一般是由学校年长者或优秀骨干教师担任导师，新教师跟随老教师学习教育教学经验。

一般来说，新教师工作的第一年是人际关系磨合的一年，所以这一阶段是他们职业生涯中建立良好人际关系的关键时期，对于没有接受过系统教育理论和教育方法培训的医学教师来说尤其重要。为了让医学教师更好、更快地完成新入职时期人际交往能力的培养，上岗培训时可以适当增加两方面的内容。一方面，学校邀请相关专家为新教师讲解常见的人际问题和应对方法，分享自己的人际交往典型事例，方便新教师学习；另一方面，可以邀请老教师、学校领导、家长或患者谈谈他们关于如何建立良好人际关系的想法。这样一来，新任教师就可以在工作初期对职业生涯中可能遇到的人际问题进行预判和心理准备，并且在未来的教学和医疗过程中可以有目的地对其进行改进和提炼，以便更准确地定位其人际形象。校内培训也可以从两个方面开展：一方面，学校要根据学校教学团队的特点、学校所在的社区环境、学生资源结构等方面引进新教师，新教师应该对新的人际环境有初步的认知准备，这将有助于新教师在外部行为中更快地融入新的人际环境；另一方面，为新任教师指派品德高尚、人际交往能力强的导师作为指导，避免新任教师与同事和领导、学生和患者等发生冲突，以顺利健康发展。

### （三）在职教育阶段

这一阶段是一个进步和提高的过程，教师的自我反思是培养人际交往能力的关键方法。它是指教师通过关注自己的人际交往活动来分析自身的行为，并形成针对行为及其后果的思想意识的过程。这是通过提高参与者的自我意识水平来提高能力发展的一种方法，包括在行动中反思、对行动反思和为行动反思。在行动中反思是个人对自己的活动过程和思维过程的反思；对行动反思是个人在完成行为后对自己的行动、思想和经历的反思；为行动反思是以上两种思考的结果，是指导教师未来行动的基础。这三种反思在教师人际交往能力发展中最重要的作用，是发展和增强教师人际交往行为的意识和策略。然而，教师在职业发展中反思人际交往活动的能力并不是天生的，通常是在职业培训中获得的。

总之，教师在不同的职业阶段可以采用适当的方法对教师人际交往能力进行培养。这不仅有利于提高教师的教育教学质量，而且有助于提高教师的日常生活质量，使教师成为一名成功的专业人士。

# 03

第三章

医学教师的专业发展

1. 能够识记教师专业发展内涵，并且能够运用专业发展的相关知识理解不同发展阶段高校教师的标准；

2. 能够掌握医学教育工作者的专业标准，并且能够根据标准的内涵识别不同医学工作者所处阶段；

3. 能够理解医学教师专业发展的基本内涵；

4. 能够阐释医学教师专业发展的基本方向；

5. 能够运用医学教师专业化水平的对策提升教师的专业化水平。

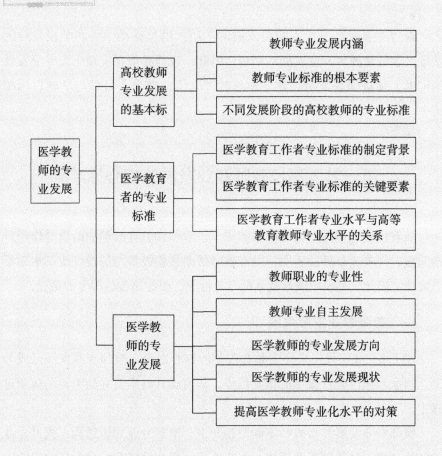

医学教师的专业发展

- 高校教师专业发展的基本标
  - 教师专业发展内涵
  - 教师专业标准的根本要素
  - 不同发展阶段的高校教师的专业标准
- 医学教育者的专业标准
  - 医学教育工作者专业标准的制定背景
  - 医学教育工作者专业标准的关键要素
  - 医学教育工作者专业水平与高等教育教师专业水平的关系
- 医学教师的专业发展
  - 教师职业的专业性
  - 教师专业自主发展
  - 医学教师的专业发展方向
  - 医学教师的专业发展现状
  - 提高医学教师专业化水平的对策

教师专业发展是个人职业发展的本质，也是推动学科和学校发展的基础，学科是教师专业发展的平台。因此，教师必须在实现个人专业发展的同时，促进学科发展，建立学科教师队伍，把个人目标与学校目标相统一。

## 第一节　高校教师专业发展的核心标准

随着世界许多国家教育改革的深入，教师在教育改革中的重要作用日益明显。许多改革经验表明，没有教师帮助和积极参与的教育改革永远不会成功。因此，高校亟须规范教师专业标准，引导高校教师专业成长。

### 一、教师专业发展内涵

20 世纪 50 年代以来作为教育改革的核心内容，教师专业发展已成为发达国家和地区教育改革的重要趋势，其内涵日益丰富并处于不断演变过程中。

教师专业发展是指教师不断更新知识、丰富专业知识结构、提升专业技能的过程；是教师职业理想、职业道德、职业情感和社会责任感不断成熟、提高和更新的过程，也是由新手教师到专家型教师的发展过程。❶它包括两个方面的内容：一方面，是教师专业化的过程，是政府和学校通过学习、培训、评价和奖励等日常手段帮助教师专业化或规范化的过程，体

---

❶ 刘彦文. 教育基本问题专论［M］. 北京：中国轻工业出版社，2012：58-63.

现为数量指标；另一方面，是教师个体化的过程，即教师自身专业化发展的过程，涉及政府或学校设计相应的制度，引导教师个体的长远发展，产生专业的观念和态度，提升教师的专业知识和能力，从而满足自我实现的愿望。

很多学者普遍认为，教师和医生、律师一样，都有自己的专业特点和专业要求，通过适当的专业培训，可以达到一定的专业水准，因此，教师专业发展必然是伴随教师职业生涯的终身课题。优化师资队伍能使教师的职业更加规范化和素质化，提高学校工作的质量，进而助力医疗事业的发展。

## 二、教师专业标准的根本要素

根据国内外相关学者对教师专业标准的研究结论，可以说教师的专业情意和专业素养是教师专业标准的主要内容。

### （一）教师的专业情意

教师专业情意主要包括职业理想、职业情操、职业定位和职业自我，是教师对教育的情感态度和价值观的整合，是教师职业道德的集中体现，是教师专业精神不断发展的力量源泉。❶

职业理想是师德，包括以爱学生为本质的高尚的职业道德，主要表现为敬业精神、劳动责任感和对教育的热情。成为合格的教育教学人才是教师的愿望和追求，是教师职业目标的指南针，是促进教师专业发展和教育事业奉献的主要动力。

职业情操是指教师在教育教学工作中的一种比较理性的情感体验，包括理性层面和道德层面。理性层面是指教师对于职业的认可，从而形成良好的工作态度。道德层面是在认同教师职业道德规范以后，内心油然而生的一种责任感。教师在认可职业道德以后，就会自然而然地产生高尚的职业道德行为。教师职业情感是在这样的过程中逐渐发展成熟的，并且发展为教师职业价值观的基础，塑造出教师的优秀人格。

---

❶ 陈梦然.高校教师专业发展的基本标准 [J].高校教育管理，2013（2）：63-69.

专业能力是指适合从事教师工作的人所具备的人格特质，是成功从事教育教学活动的必备素质。一个好的教师需具备以下特点：有理想信念，有道德情操，有扎实学识，有仁爱之心。

职业自我是指教师理解、接受和肯定其教育教学工作的心理倾向。一个合格的教师必须具有独立的品格，能够积极地看待自己，对自己所处的环境有正确、客观的认识，深刻地认识自己的性格，对自己感到满意、充满自信和尊重他人。可以依靠自己独特的个性进行教与学，并取得预期的成果，是教师专业发展的内在驱动力。

## （二）教师的专业素养

教师专业素质是指教师通过培训和工作经历获得的教育教学技能，包括专业知识、专业技能、专业能力和专业水平。

教师的专业知识包括：对学科或教育项目的设计和发展的主要概念、标准、特点和知识有很好的理解；能够应用正确的技能去研究前沿的知识，并利用科学的知识来满足不同阶段学生学习的需要，在教学过程中能够理解学习内容的价值；在教学过程中能够确保因材施教，帮助学生发展个性，创新教学方法，拓宽学生学习视野，培养学生创新思维。

教师的专业技能包括：必须能够实施教学活动，运用有效的教学策略，使课堂生动有趣，让学生对学习充满兴趣；必须创造和维护一个安全、舒适和具有挑战性的学习环境，实现标准化、公平和公正的课堂管理，能够科学评价教学实践的各个方面；能够正确解读和分析学生的评估材料，酌情诊断学生的学习障碍和心理需求，然后向学生提出新的学习任务以帮助他们提高继续学习的能力，最终获得更好的学习成果。

教师的专业能力包括：识别自己的学习需求，扩展自己的专业知识，发现和探索新挑战，并在有效的知识传播过程中创造新知识；了解学校教育、家庭影响与学生智力、潜力的内在联系；必须能够与学生及其家长就学生的教育问题进行有效沟通；必须能够准确客观地分析和评估学生的学习需求和学习成绩，为学生未来的发展确定方向。

教师专业水平是指教师在其专业领域取得的卓越水平，是教师自身和学校竞争力的基础。其学历基准是指学生经过一定时期的学术学习，能够取得高等教育证书和相应学位，接受一定时期的高等专业教育，具有系统的专业理论知识体系，掌握和运用高等教育教学规律。其学术水准是指其具备专业知识和学术成果，并能够有效地从事相关的教学和研究活动。

### 三、不同发展阶段高校教师的专业标准

教师的专业成长是一个漫长的过程，工作经历从简单到复杂，职责从少到多，技能发展从低到高。高校教师生涯通常概括为新教师阶段、合格教师阶段、骨干教师阶段和领军教师阶段，这是一个循序渐进的过程，是一个质的飞跃过程。但是，不同阶段高校教师的身份特征不同，其专业发展标准也不同。

#### （一）新任教师阶段

新任教师是指第一次从事高等教育，并在一段时间内学习教学技能和检验教学行为的在职教师。新任教师阶段对高校教师专业水平的主要要求包括以下4点：①掌握必要的专业知识和技能，具备初步规划和管理高校教育计划的能力；理解大学生的学习会受到多种因素的影响；能够让学生的学习需求得到满足。②了解所教学科和专业的内容和教学策略，能够设计课堂活动并满足相关课程的要求，能够分析和使用学生评估材料。这包括评估学生学习成绩变化所产生的影响，改善高等教育的教学体验，以及能够使用及时和适当的反馈策略来提高学生的成绩。③能够建立相对和谐的师生关系和及时管理学生的行为，明确大学教育和课程体系的要求，关心和保护学生的健康和安全；在个人工作方面，能与同事和谐相处，有效开展协作；能够与学生父母有效沟通，并欣赏他们在孩子教育中的积极作用。④具有教学实践的战略性知识，能够独立教授课程，能够应用各种教学原则来满足大学生的学习需要。

在高校，新任教师阶段是教师发展的重要阶段，必须严格按照专业标准培养和要求，为成为合格教师、骨干教师和带头人打下良好的基础。

## （二）合格教师阶段

经过 2～3 年的经验积累，新教师逐渐成熟，能够独立完成大学班级内的教学任务，便迈上了合格教师的台阶，也可称此阶段的教师为"熟练教师"。合格教师阶段对高校教师专业水平的要求包括以下 4 个方面：①设计和实施更具活力和吸引力的课程，满足大学生有效学习和实践的相关要求；可以调整课程内容，创造一个安全、积极而富有成效的学习环境，鼓励所有学生参与学习活动。②能够根据学生的表现对自己的教学进行评估，及时调整课程；能够有效利用各类高等教育教学资源，更好地满足学生的学习需求；知道如何指导和支持学生的学习。③能够积极探索新的教学方法和方法，专注于学习，增加有意义的教学内容，积极实施教学实践和科学研究，积极提升自己。④能够以团队合作精神开展工作，积极听取他人的意见，积极梳理自己的教学经验，积极进行专业学习，在高等教育日常工作中表现出高度的敬业精神，展现教师职业道德。

合格教师阶段是高校教师成长成熟的主要阶段，是高校教师"稳住主位"的基础工程和努力实现的主要目标。因此，应明确其专业标准，使教师能够设定合理的专业目标，不断地为之努力，最终培养出高校的骨干教师和优秀的学科带头人。

## （三）骨干教师阶段

教师达到资格水平后，可以在教学、科研和教学管理等方面独立或相互协作来进一步提高自己。随着专业水平日益突出，模范带头作用不断增强，能够在教育中起到引领作用，此类教师就会成为骨干教师，是高校教师队伍中的主要支柱。其专业标准为：①具有深厚的学科知识和丰富的高等教育教学经验，是优质课堂教学和高水平教学实践模式的践行者。②通过了解学生的背景和性格特征等因素，可以为他们创造更多的学习机会；通过分析学生评估材料，精通改进教学过程。③能够定期有效地组织和参与高等教育教学讨论，主动帮助青年教师或同事；与同事一起设计、修改和评估课程，并为质量改进作出贡献。④能够积极创造一种环境，为同事提供学习和积累专业经验的机会；在他们的专业或跨学科领域保持学术带头地位。⑤具有高尚的师德和良好的人际关系，具有较强的组织表达能力，能胜任教育教学指导员、辅导员或领导者的双重角色。

骨干教师阶段是高校教师的理想阶段，在高校教师发展中发挥较为突出的作用，但只有少数优秀教师能够达到这一阶段。所以，高校教师应不断努力以实现这一奋斗目标。

（四）主导教师阶段

骨干教师经过 3～5 年的培训，逐渐涉足教学、科研和教学管理等工作，引领学科发展和提升，并成为某一学科的引领者。根据高校学科建设和发展的目的，主导教师的专业标准如下：①学术含量高，能够理解高等教育的发展，并对高等教育的发展有前瞻性的认识。②能够在教学和研究上不断创新，在自己的学科和专长上独树一帜，不仅成为被校内外公认的领军人物，还可以成为校内外社区教育的领军人物。③具备先师的能力，能够对同事新想法毫不吝啬地进行鼓励，帮助他人在工作中获得更多的知识，使其获得发展。④能够运用广博的知识和丰富的技能为学生提供高级课程策划并开展有效的教学活动；成功地调整高等教育科学课程以满足社会和科学技术发展的需求，与学科一起成长；评估学生学习成绩；进行顶级教育培训；在教育、教学、科研和教学管理等方面发挥重要作用，并产生积极影响。

主导教师的师资队伍水平代表高校教师的最高水平，他们是专业发展建设的带头人、是高校科研团队的力量源泉，会对教育的发展产生不可估量的积极影响。

随着高等教育的不断发展，高校教师的专业发展必须与时俱进。因此，要根据国情和学校实际情况，研究各阶段高校教师专业标准，引导高校教师专业发展，提高教师教学水平，保证师资队伍教学质量，持续培育高等教育人才。

# 第二节　医学教育工作者的专业标准

随着高等教育的快速发展，医学院校教师专业发展逐渐成为教师和教育管理者的自觉意识和日常实践，医学教师专业发展的主要标准必将引起人们的关注。为促进医学教育工作者专业发展、提高教学质量，医学教育工作者的专业标准的重要性逐渐被认识，这也为医学教育工作者的发展提供了参考。

## 一、医学教育工作者专业标准的制定背景

医学教育者学会（AoME）成立于 2006 年，是一个致力于推动医学教育的组织，其职能包括为医学教育者制定专业标准、建立专业认证体系、开展医学教育相关研究。❶ 2006 年，英国医学教育者协会成立时，该协会认为医学教育不同于其他高等教育机构，它的教与学，以及评估、反馈和质量控制等，一切都是为了恢复患者的健康。因此，学会开始为医学教师制定相应的专业标准。2009 年，经过三年的广泛研究和论证，学会发布了医学教育工作者专业标准。

自《医学教育工作者专业标准（2009 年版）》发布以来，英国医学教育的总体环境发生了新的变化。一方面，医学教育培训面临更大的资金压力，需要为医学教师的认证和评价提供更清晰的依据；英国医学教育者协会加入了英国医学会，也就是从一个独立的组织发展成为医学会的附属机构。同年，英国公布了英国国家医疗服务体系（National Health Service，NHS）成立以来最大规模的改革方案，并于 2010 年发表了题为《创造速度与卓越：解放 NHS》的白皮书。《发展医疗保健劳动力：从计划到产出》中的变化对医学教育提出了新的要求，在此背景下，医学教育工作者协会

---

❶　任为民，朱熙，王丹，温世浩．英国医学教育者专业标准概况与启示［J］．解放军医院管理杂志，2016（1）：56-58.

重新发布了《医学教育工作者专业标准（2012年版）》。

## 二、医学教育工作者专业标准的关键要素

《医学教育工作者专业标准（2012年版）》的适用对象为"医学教育者"，即医学领域承担教育角色的所有人。在结构上，新标准以"核心价值观"为中心，围绕五个主题。核心价值观又包含专业忠诚度、专业学识、机会均等与尊重多样性、尊重公众、尊重患者、尊重学生、尊重同事七个二级指标（见表1）；五个主题包括教学活动的设计与规划、教学与支持、教学评价与反馈、循证教育研究与实践、教育管理与领导。其中主题一"教学活动的设计与规划"里面包含五个二级指标，每个指标又分为三个不同层级，并对每个层级提出不同要求（见表2）。标准的这五个主题是对医学教师的技能、知识和实践能力的要求，等级分配旨在支持教育工作者职业生涯的持续发展，当医学教师决定授予基本会员资格或研究金时，这些等级将用于相关的英国学会认证。

表1 核心价值观及二级指标

| 二级指标 | 对指标的具体描述 |
|---|---|
| 专业忠诚度 | 在医学教育相关专业框架内持续工作；遵守相关专业标准；支持医学教育；思考个人专业特质并形成教育哲学 |
| 专业学识 | 积极进行专业发展；通过分析、思考，完善医学教育实践；通过学业方面的努力促进医学教育 |
| 机会均等与尊重多样性 | 给予患者、学生、实习生、职员和同事均等的机会；履行职责时积极促进和尊重多样性 |
| 尊重公众 | 保持高质服务要求和高质医学教育间的平衡性；致力于始终提供安全高效的学习 |
| 尊重患者 | 履行职责时，体谅患者的感情、生理和心理健康，始终维护患者的尊严和安全；通过医学教育，加强对患者的关怀 |
| 尊重学生 | 体谅学生的感情、生理和心理健康；支持学生的个人专业发展 |
| 尊重同事 | 体谅同事的感情、生理和心理健康；支持同事的个人专业发展 |

表2  "教学活动的设计与计划"的要素及对不同层级的要求

| 二级指标 | 对三个层次的具体要求 |
|---|---|
| 教学原理 | 层级1：知道教学原理如何与教学发展相结合；知道不同的教学方法<br>层级2：运用教学原理设计单元、模块和科目；课程设计与不同教学方法相匹配<br>层级3：运用教学原理设计大纲内课程 |
| 教学要求 | 层级1：考虑学生需求<br>层级2：采集和解读学生需求的基本信息<br>层级3：分析学生、小组、专业人士和卫生系统等复杂的学习需求 |
| 教学成果 | 层级1：根据需求确定学习内容<br>层级2：教学效果可被测量或判断<br>层级3：在理论框架内明确教学效果 |
| 教学方法与资源 | 层级1：知道一些教学方法、经验与资源及如何高效地使用它们<br>层级2：知道为达到预期教学效果，如何使用相应的教学方法、经验与资源；为课程计划拓展教学资源<br>层级3：高效寻找教学资源并应对局限性 |
| 对教学调整的评估 | 层级1：对教学调整的反馈与评估作出适当回应<br>层级2：对教学调整进行评估与提高<br>层级3：对教学评估进行实践、解读、参与及宣传 |

## 三、医学教育工作者专业水平与高等教育教师专业水平的关系

2006年2月，英国高等教育学会制定了《英国高等教育教学与学习专业标准框架》，其中包括活动领域、核心知识和专业价值观三个部分，以促进和支持专业发展。2012年修订的新标准规定，活动领域包括五个要素，即学习活动，研究计划的设计和规划，教学和支持学生学习，评估和向学生反馈评估结果，创设有利于学习的学习环境，从而有效地支持和指导学生在研究、学术、评估专业实践课程和教学方法等方面获得持续性的专业发展。

比较《医学教育工作者专业标准（2012年版）》的五个内容主题，高等教育教学与学习专业标准和医学教师专业标准两者基本一致，可见高等

教育与医学教师专业标准具有较高的一致性。医学教育工作者专业标准中的"循证教育研究与实践"体现了医学的专业属性和独特的特点，两种标准的异同其实是医学教育纳入高等教育分支的一种特殊表现。

# 第三节　医学教师的专业发展概况

随着医学教育的改革，传统的医学教育模式开始转变为以工作能力为导向和以患者和群体为中心的模式。众所周知，医学院校培养的对象是治病救人的医生，因此学生的培养质量非常重要。而组建一支以教学能力为核心的专业师资队伍是高校良好发展的关键，所以医学院校教师的专业发展更受到全社会的关注。

## 一、教师职业的专业性

职业产生于社会分工，随着社会的发展，分工不断细化，工种不断增多，社会学家也开始研究专业的形成和特点。较早开始系统研究"职业"的英国社会学家卡尔·桑德斯（Carl Saunders）指出："所谓职业，是指一群人从事一项需要特殊技能的职业。职业是一种特殊的智力表现，需要培养和完成，其目的是提供专业化的服务。"[1] 此外，德国学者布兰德斯（Brandeis）也表达了他对职业化的理解："职业化是一种正式的职业表达，从事这项工作，必要的岗前培训以智力为主要特征，包括一些扩展性的知识，不同于单纯的技能；职业主要是为了人们为他人服务，而不仅仅是从业者的谋生手段"。[2] 他的观点得到了大多数社会学家的认同。今天，人们普遍认为专门职业是指具有高度专业知识和技能的工作。

教师职业是指在社会专业教育机构直接从事教育教学工作的职业，教师职业是不是从事教育教学工作的专业，一直是国内外学者关注和探讨的

---

[1]　陈桂生."职业教育"辨析［J］.江西教育科研，2005（10）：7-9.

[2]　陈时伟.中央研究院与中国近代学术休制的职业化，1927-1937 年［J］.中国学术，2003，4（3）：41.

问题。美国社会学家利伯曼（Liebermann）首先提出教学是一项专门的职业，他还指出，该职业具有公共性，即服务大众的性质、知识和技术、长期培训、自我意识、个人责任、非营利性质、明确的道德准则、对会员的需要履职尽责与管理自我8方面的特点相互关联组合。1966年，联合国教科文组织和国际劳工组织提出的《关于教师地位的建议》指出："教育应被视为一种职业。这一职业既要求教师经过严格和持续地研究，以获取和保持专业知识和专业技能，还要求教师具备提供公共服务的能力。对他们所教学生的教育和社会福祉具备个人责任感。"❶ 从全球范围看，教师的专业发展主要经历两个阶段。第一阶段，在20世纪60～70年代，专业发展的重点是提高教师的专业就业地位，即教师被视为一个社会工作层次，专业化的目标是争取专业地位和权利；第二阶段，在20世纪80年代以后，专业发展开始发生转变，转为关注教师的角色和责任，即把教师视为提供教学的专业人士。由此可见，教师的专业发展逐渐从追求外在条件，转变为提高内在素质，从追求教师职业的专业地位和权利，转变到提升教师专业能力。我国《中华人民共和国教师法》第三条中规定"教师是履行教育教学职责的专业人员，承担教书育人，培养社会主义事业建设和接班人、提高民族素质的使命"。这表明我国已经确立了对教学的专业认识，并形成了对教师职业的认识。

当前，在世界教师专业发展的趋势下，对教师专业发展要点的认识基本达成共识，即教师能够掌握专业知识和技能，强化专业背景，获得专业自主权。通过职业教育在人类教育事业中的地位，培养职业道德，提高整体教学质量，成为现阶段教师角色的称职人员。医学教师专业化是指对专门从事医学专业教育教学的教师进行严格、持续地教育，使其获得专业的教育教学知识和技能。简言之，教师专业发展是指教师在专业素质方面不断成长和追求成熟的过程。教师专业能力的发展和努力，提高教师专业的专业化程度是教师专业发展过程中的目标和主题。教师专业发展课程将伴随教师一生，不仅体现教师专业素质的完备性（专业化除了知识和技能的

---

❶ 王乐夫，林伦伦．职业教育发展理论与实践［M］．广州：暨南大学出版社，2007：8–18.

专业化，还包括其他素质的提高），而且也体现了教师成长的自主性，揭示了教师从被动接受培训转变为自觉、自发地追求专业发展、提升专业能力。

## 二、教师专业自主发展

专业自主是指专业人士独立于外部压力，不受任何非专业人士的干涉和支配，在其专业领域拥有专业的自主权和自主能力，独立制订发展目标和规划，以独立的专业知识开展工作、实验。自我发展是教师专业发展的基础，是不断克服实践中的困难，实现教师作为发展主体的过程。[1] 事实上，教师的专业发展是建立在教师自主发展的基础上的，教师专业发展的主要动力来自教师内在的自我更新需求、教师内在的主观需求、对能力的需求，以及对增强教师自身专业素养的意识和要求。自主成长和发展是专业发展的主体，教师在教学活动中的独立性是专业发展的主要支柱，教师自我发展的自我意识是促进新教师专业发展的基础。因此，教师专业自主发展不能简单地依靠教育培训（被动培训）。教师自主专业发展的意识、发展的积极性和主动性限制了培训功能的发挥和培训所产生的影响。

教师的自我发展主要是通过教师的个人反思和行动研究来完成。个人反思是教师在培训师的指导下，根据自身需要进行的自学、实践、自我评价和自我提升。教师可以借助头脑反思、视频反思、对话反思和重点事件笔记反思等技巧完成反思过程。头脑反思是在自己的脑海里凭借自己的记忆力进行回顾和反思；视频反思是指通过观看整个教学过程的视频，从他人的角度进行自我分析，以改善教师的行为；对话反思，通过与其他教师的对话和交流来理解和反思其观点和教学不足；记录反思是因为关键事件的发生，意味着教师对其教育和教学实践的影响特别深刻，把对自己的影响更大职业发展记录事件作为继续进行的材料。它是反向和长期发展的催化剂。在个人反思的过程中，教师首先要找出自己的不足，然后，确定一个阶段的发展目标；根据目标制订并实施学习计

---

[1]　赵宏杰. 基于专业自主的教师专业发展研究 [D]. 金华：浙江师范大学，2009.

划，调整充实自己的知识结构；再把所学知识运用于实践，转化成教育教学能力；最后对个人反思提高成果进行自我总结评价，并进行修正、改进。行动研究是近年来国内外教育机构采用的一种新模式，其内涵是指提高研究者在实践中的自我反省意识和规范活动的能力；主要目的是解决问题，取得实践成果；主要特点是在研究中的行动、在行动中研究和研究改进行动；最大的优势是真正让教师成为研究的主体，教师是研究人员，他们从经验中学习，在思想中发展，通过行动研究实现理论与实践的完美结合，完成自身素质的提升。教师可采用教学模仿、情境体验和角色扮演等方式进行行动研究。模仿教学是让教师通过示范课、公开课、精品课、武术课和讲座等方式，观察他人的学与教活动，学会模仿他人的成功做法，并将其应用到自己的学与教实践中，充实个人学习和教学能力；情境体验是在培训活动中创设一种让受训者身临其境的环境，使参与者的情感和认知能力得到感染和深化，使他们在轻松愉快的氛围中获得知识及情感体验，亲身感受到某种教学效果的深刻性和有效性；角色扮演是指培训师提供一种情境，让一些受训者承担并扮演不同的角色，并通过表演体验他人的感受，其余学员观看表演，仔细观察人们在特定环境中的反应和行为。表演结束后，与会人员召开简报会并进行共同讨论，以深刻理解教育规律和心理规律。

### 三、医学教师的专业发展方向

与其他学科教师培养相比，医学教师的培养需要更长的时间，所以，医学教师的专业发展必须从基本工作开始，夯实其专业发展方向。

（一）建立专业基础能力

医学是一个庞大而十分严密的理论体系，也是一个用于实践、解除病痛的社会服务体系。因此，医生或医学教师这个职业背后需要扎实的医学专业基础能力作为支撑。医学专业基础能力的建立是一个较为漫长的过程，主要包含掌握专业知识、培养专业技能、加强人文素养、促进人际交流和提升学历层次等多个方面。

第一，掌握专业知识。医学和医学相关知识的学习与沉淀是个人专业发展的第一步，因而医学教师需要在成长的不同阶段掌握丰富的理论知识，以使为从业时获得良好效果奠定基础。

在不同的学习阶段，要掌握不同层次和水平的知识，了解学科前沿。在身为讲师或主治医师的从业中级阶段，应在掌握本专业理论体系的基础上，对特定学科方向的理论和知识有更为深入的了解，了解学科发展方向及其他学科对本学科发展的影响；在从业的高级阶段则需深入了解本专业领域发展的前沿动态。

科学素质不仅要建立在基础教育之上，还要在日常生活和职业生涯中不断提升，使之成为其基本的世界观。另外，医学学科分类越来越细，即在同一患者身上经常会出现多个学科领域疾病诊治方法的交叉，这就要求医生在自己的职业生涯中不断更新、巩固和强化医学领域的理论知识；同时，对于每个患者的诊治均是一个动态过程，需要医生具备独立的思考能力和批判精神，建立循证医学思维方式，以证据为要素，审视专业理论和实践结果，最大限度地获取具体患者疾病真相、取得最优防治效果。总之，具备广泛的医学和相关学科的理论知识、紧随与自己相关领域自然科学的发展、拥有批判思维能力是医学教师专业发展的基础。

第二，培养专业技能。对于医学教师而言，仅仅具备医学理论远远不能处理相应的医学问题，其还需具备熟练的实践技能，并通过不断地实操和与患者的沟通，积累自己的实践操作经验。当然在技能提升的过程中，也不能操之过急，必须循序渐进，不断提高专业技能。

第三，加强人文素养。医学服务于人，因而就会受到法律、伦理和文化等若干因素的限制。这就要求医学教师在职业生涯中必须加强人文素养的修炼，并在实践中有效应用，具体内容如下：①医生除了必须遵循民法、刑法等法律外，还要遵循一系列国家规定的规范医疗行为的法律和法规，主要涉及对从业人员的管理、对机构的管理、对医疗技术的管理及对药品、医疗用品和设备的管理等。②任何医学实践都应当从伦理的角度进行考量，因而医学教师应通过伦理理论、案例的学习和实践等多途径进行医学伦理相关知识的学习，在医疗实践和发展中，也能选择遵循伦理的原则去处理医疗实践过程中出现的伦理问题。

第四，促进人际交流。医学教育工作者在工作和生活中要处理很多关系，包括师生关系、医患关系、同事关系和社会关系等，因而需要有较强的人际交往能力以应对这些复杂的关系，而处理好这些关系并提高相关的交流技巧也必然会为专业发展提供非常重要的便利。师生之间的良好交流有利于调动师生教学的积极性，提高教学质量，增进师生之间的情感，加强学生品行的塑造，促进师生身心健康发展。医患之间的良好交流有利于医生了解患者的病情及相关情况，安抚患者及家人情绪，降低各种压力并建立治疗信心，增加家庭对患者的支持和配合。同事之间的良好交流有利于不同分工之间的协调互助，顺利履行职责，提高教学及医疗质量，避免事故和纠纷的发生。良好的社会活动能力有利于处理公共卫生事务，改变不良风俗等诸多问题。其实，沟通是一项需要有丰富经验的工作。不管沟通顺畅与否，除交流对象的因素外，医学教师的专业素质、形象、语言能力、处事风格、社会评价、对当地社区和民俗的了解等多方面都对沟通具有重要的影响。因此，医学教师应在执业过程中加强锻炼，增大交流，在实践中培养人际交往能力。

第五，提升学历层次。医学专业是一个知识涉及面极广的学科，尽管学科迅猛发展，但未知领域仍然很多，而且它又事关生命与健康，因此，具备较高标准的高等教育和相关培训，在专业发展的过程中发挥着重要作用。医学专业是一个高学历行业，作为医学教师，其学历甚为重要。因此，在医学类高校，教师应当具备硕士或博士学历和相应的学位，以拥有较强的科学研究能力和一定的临床能力。

第六，改善工作条件。医学专业的工作条件是专业发展的先决条件之一，包括专业队伍条件、技术条件、设备条件和后勤保障条件等。教师在已有的工作条件中，要尽快找到自己的位置，积累专业知识和提高专业技能，不断促进专业发展。当专业发展到一定程度时，当前工作条件无法满足专业发展时，应提高专业工作条件，使之适应专业发展的需要。因此，应根据相应的专业条件来确定专业发展的方向。

第七，促进协同发展。医学教研协同发展是医学教育工作者成长发展的动力，是促进医学教育工作者专业发展的必由之路。首先，临床教育工作者必须是优秀的临床医生。医学教师在工作中能够强化理论，熟练技术，丰富经验，达到教学对教师专业能力的要求。同时，还可在工作岗位上发现医学问题，为科研活动提供素材和资源。其次，教学工作有助于提高医学和科研水平。教学工作要求教师在理论和实践上具有系统、深厚的造诣，因而医学教师应规范开展教学活动，研究教学方法，进行教学实践，发现医学领域存在的未知问题和争议问题，通过教学促进医学工作规范化。最后，科研工作也有助于提高医疗和教育水平。医学科研工作是医学技术发展的动力，是医学理论的源泉，通过科研工作可促进医学理论和技术的发展，促进教学水平的提升。

（二）建立专业的学术能力

科学研究是医学教师除医疗、教学工作之外的另一个主体工作。一个教师或学术团队通常会在本专业的某个领域进行科学研究，拥有某个具体的研究方向，即学术方向或研究方向，而学术研究水平也是评价教师专业发展的关键标准之一。因此，医学教师也需要具备专业的学术能力，让专业得以发展。

第一，凝练学术方向。确立专业学术方向是学术生涯的重要环节，正确选择符合自己的学术方向将对自己的学术发展产生重大的影响。学术研究是终身开展的活动，其学术方向需要在实际工作中进行修正和调整，即便是学术方向已经确定，仍然需要在学术研究过程中不断凝练。研究方向的凝练过程是教师通过探索，将研究领域逐步缩小、研究内容逐步深入的过程。在这个过程中，医学教育工作者要注意两个问题：一是学术方向需要依据学科的发展、理论的更新和自己研究的深入程度进行不断的调整，避免进入死胡同，以保障科学研究的有序进步；二是研究方向要相对稳定，只有稳定的研究才有可能不断深入，进而取得相应的成果。通常情况下，个人的学术方向为 1 个，以不超过 2 个为宜，过多的学术方向不利于学术研究。

第二，打造学术团队。医学研究已经不是单打独斗的时代，专业发展必须依赖学术机构和学术团队才能实现。教师专业发展的高级阶段，必须依据已经开展的学术工作和学术的发展，构建学术组织，打造学术团队。教师应当依据自己的学术造诣、科研能力和学术资源等因素，找准自己在学术团队中的位置，取得专业团队的系统规范指导，提高自己的学术地位，开拓临床研究机会，培养合作精神并促进专业发展。

第三，做好学术研究。通过学术研究可拓宽对疾病的认知，完善学科的知识体系，促进个人专业发展和学科发展，提高队伍的学术造诣，培养学术人才。通常情况下，科研立项是科学研究经费的重要来源，是判断学术研究水平的重要指标之一，在专业发展中具有重要作用。因此，只要抓住科研立项，就取得了科研工作的良好开端。医学是应用学科，是建立在其他学科发展和成果基础上的学科，因而应用研究和应用基础研究常是医学教师研究的重点。在研究立项时，课题的选择应当具有可持续性。一个课题是一系列研究的一个环节，前面课题的结果是下一个研究课题的基础，通过一系列的研究与技术转化应用，既可实现研究的可持续性，又可以打造稳定的研究团队，将学科建设提升到一个新的水平。总之，专业发展是一个积累过程，在科研课题实施过程中，应注意自己团队在关键问题上的技术积累、人才积累、研究条件积累，以促进学术的成长。

第四，收获学术成果。将研究工作和实践经验进行分析和总结，进而创新并上升为理论、知识产权和实用技术，以被认可的方式确定，丰富和完善人类的知识体系和技术能力，即学术成果。其主要包括论文、著作、专利和相关组织机构认定的研究成果或奖励等。学术成果是评价教师学术水平和学科水平的重要依据，也是教师专业发展的重要体现形式，直接影响教师进一步的学术研究和社会的认可度。因此，教师应当及时总结和发表学术成果，及时、合法地将研究成果转化用于实际医疗工作。

### 四、医学教师的专业发展现状

近年来，在国家政策支持和社会的强烈需求下，医学教育取得了长足的发展。学校规模、教职工培训质量、教师态度水平和教师教育水平都有所提高。然而，随着医学知识和技术的飞速发展，以及社会对教师的更高要求，教师专业发展的现状已不能与当前医学教育的实际相适应。

（一）缺乏专业意识

因为医学教师具有教师和医生的特点，有些教师更多地认为自己是医务工作者，而有些则只是认为"教师＝教学专家"，这表明他们对自身专业发展的认识不够清晰。然而，许多学者在研究中指出，教师需要具备一定的教师意识是当前教育改革和教师专业发展的核心要素，是充分发挥教师教育自主权、逐步实现教育理想的重要组成部分。当前，医学教师职业意识缺失主要表现在对教学职业的认可度低、对教学职业的意义和价值缺乏认识、对教学职业的社会期望缺乏认识、对教学职业缺乏认识。这些对于教师投入工作的热情度会有一定的不良影响，导致专业发展往往处于被动状态，使教师不能很好地实现自我发展、自我培养和自我完善。

（二）专业能力有欠缺

教师在正式开展工作前，要系统地进行教育学、管理学、心理学等知识的学习，但医学教育具有一定的特殊性，医学教师一般欠缺一些教育学的理论知识，对教学理念、教学规律和教学艺术没有更深入的了解。这样，就会出现一些教师在课堂教学中选课能力差、在教学设计中对于学习主体（学生）的重视不足、在课堂上的教育机智和沟通能力不足、对教学评价和反思能力低下、教学创新不足等问题。这既降低了课堂的教学效果，也进一步阻碍了教师的专业发展。

（三）管理模式定位失准

医学院是一所综合性机构，师资包括通识教育教师、外语教育教师、管理教育教师和医学教育教师，然而，一体化管理模式忽视了教师专业教学的个性化和独特性，使教师难以充分发挥自主性和创造性。很多新的教学理念的实践止于设想，致使教师难以提升自身的实践技能，表现为实践能力明显弱化。

此外，教师专业发展评价体系不成熟，"重身份轻能力""重学历轻学术能力""重科研轻教学"等现象屡见不鲜。数量是评价科研水平的标准，与科研成果的社会效益无关；教学水平的衡量基本上仅限于完成规定的工作量，基于教学质量的评价机制不够完善。这一切很容易让医学教师将时间和精力投入科学研究中，导致专业能力的提升并不明显。

## 五、提高医学教师专业化水平的对策

医学院校要培养具有高素质专业能力的医学人才，就需要教师将教育学、医学知识与技能有机结合，在传授科学先进医学知识、技能及能力的同时，传递教育智慧。医学院要能正确定位医学教育，选择有效的专业发展路径，不断提高教育教学能力，行使专业自主权，构建合格的高等医学教育师资队伍。

### （一）提升专业发展意识

辩证唯物主义认为"意识是行动的先导"，医学教育工作者只有在思想上注重专业发展，具备专业发展意识，才能真正将专业发展付诸行动。因此，有必要让教师清醒地认识到，教学不仅是为了学生的发展，更是一个自我成长的过程。拥有积极的职业意识，不仅可以帮助教师正确地认识自己，还可以让教师扬长避短，更好地适应不同的工作环境，更享受自己的工作。

另外，医学教师只有具有专业发展意识，才能很好地正视自己的"特殊身份"，才能将医师和教师双重身份有机结合，并通过不断地反省与自我调节，最终由一名医务工作者或教师真正转变为医学教育专家。

### （二）教师职前培训教育体系的建立

相比其他专业院校的教师，医学教师没有类似"师范院校"的专门培训机构，也没有"师范院校"的专业指导经验。因此，医学教师入校后的教学能力主要是以医学教师职前教育体系为基础，是建设高素质师资队伍的重要条件。

虽然我们看国内外的教育，目前还没有专门培养医学教师的学校，但考虑到医学教师的重要性，我们可以考虑为有兴趣成为医学教师的学生提供帮助。例如，可以在医学生的培养方案中开设教育理论、心理学等有关的选修课程，提升学生对于教育、心理学等的了解，为以后成为医学教师打下理论基础。

（三）准确定位管理模式

将入职引导与在职培训有机结合，形成围绕医学教师特点的一体化师资培训体系，进一步完善在职培训体系。入职引导通常以集中培训的形式实施，主要是实施教育学和心理学方面的集中岗前培训和教育管理培训，以增加医学教师对基本教务管理的认识和了解；而在职培训往往采取在职进修或校本研修的方式进行，通过大力支持医学教师在进修单位的学习及在学校内部开展的各项教学研修，不断提高教师的教学能力、科研水平、专业发展能力和为学生服务的能力。

积极开展讲座竞赛、教材制作竞赛、课堂教学竞赛、体验式教学技能竞赛、微课竞赛和信息化课堂教学竞赛等多种形式的竞赛，营造积极友好的竞争气氛；通过开展教学明星、教学新秀、名师展示赛等多种评选活动，鼓励教师通过实践活动锻炼自己，努力成为合格的骨干教师和学科带头人，实现教师专业发展的良好局面。

教师可以通过开阔视野来提高专业教学能力，还可以邀请知名医院的专家到学校讲学，借助来自知名医院的优质医疗资源，传递前沿的医学理论和知识，提高医学教师对最新疾病治疗方法和规范诊疗的认识；邀请知名师范院校专家举办教学讲座，将最新教育理念分享给一线教师，让教师可以体验最先进的教育方法和教育智慧，引领教师专业成长；鼓励教师积极参加各类指导委员会会议，积极参与各类高职医学教材编写、各类课程教学改革研讨、医学院校师资培训工作和各类大型会议和医院交流等，走出狭隘的学校世界，拓宽专业视野，更好地服务医学院校的发展和个人的专业发展。

教师的专业发展不单单是指教师科研能力的发展，还指教师教学能力的发展。基于这些因素，构建完善的医学教师专业发展评价体系变得非常重要。应建立教师发展中心和评价体系，制定促进教师专业发展的评价指标和政策，从基础上提高医学教师专业化水平，从政策上全面扶持教师的专业发展，构建健康的竞争环境。以上措施都将有助于教师专业精神的有效发展，真正实现教师的专业化。

# 04

第四章

医学教师的组织发展

1.能够了解医学教师教学发展中心的主要职能，并能够理解医学教师教学发展中心的建设路径；

2.能够理解教学团队的内涵、构成要素、基本特征等内容，并且能够了解教学团队建设在医学教学改革中的作用；

3.能够识记教师工作坊的内涵及特点，能够理解医学教师工作坊成立的意义；

4.能够理解教师合作的内涵，以及合作教学的基本形式；

5.能够运用合作教学的策略促进医学知识与教学活动的结合；

6.能够理解教师教学质量评价的内涵及方式；

7.能够理解医学院校教师教学质量评价内涵，并能根据医学教师的不同授课类型理解不同课型的教学质量评价指标内涵。

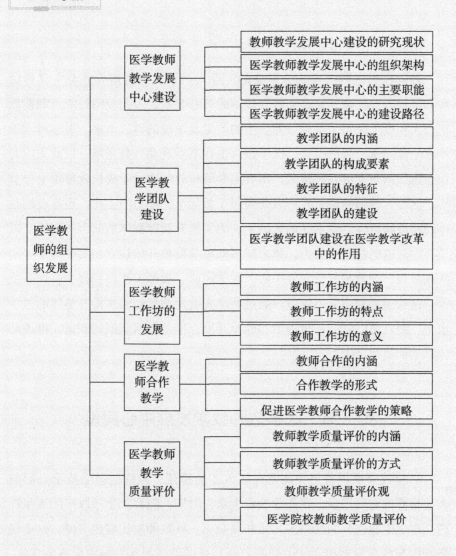

医学教师的组织发展

- 医学教师教学发展中心建设
  - 教师教学发展中心建设的研究现状
  - 医学教师教学发展中心的组织架构
  - 医学教师教学发展中心的主要职能
  - 医学教师教学发展中心的建设路径
- 医学教学团队建设
  - 教学团队的内涵
  - 教学团队的构成要素
  - 教学团队的特征
  - 教学团队的建设
  - 医学教学团队建设在医学教学改革中的作用
- 医学教师工作坊的发展
  - 教师工作坊的内涵
  - 教师工作坊的特点
  - 教师工作坊的意义
- 医学教师合作教学
  - 教师合作的内涵
  - 合作教学的形式
  - 促进医学教师合作教学的策略
- 医学教师教学质量评价
  - 教师教学质量评价的内涵
  - 教师教学质量评价的方式
  - 教师教学质量评价观
  - 医学院校教师教学质量评价

教师作为以教书育人为职业的专业人员，承担着培养社会主义建设者和接班人的使命，是高等教育改革的核心要素，因此教师的能力和素质在很大程度上决定了学校培养学生的质量及学校的科研水平。医学科学近年来呈现高速发展的态势，医学教育也在不断推动自身变革，以此来应对社会发展所带来的各种挑战，所有医学院校教师的专业成长就显得十分重要。然而，教师的成长并不只是局限于教师个体能力的变化，更重要的是体现在教师群体专业水平的提高上。为了提升教师群体的能力和水平，以及医学院校的核心竞争力，越来越多的医学院校开始建立相关教师发展团队和项目，如教师教学发展中心、教学团队、教师工作坊和教学咨询系统等。这些项目和团队不仅可以通过共享先进的教学经验来提升整体的教学水平，而且可以创造积极进取的改革环境，推动创新氛围的营造，推进整体教学创新和合作。

## 第一节　医学教师教学发展中心建设

高校教师承担着培养国家高级人才的重任，教师的教学质量是影响人才培养的重要因素。在高等教育大众化时期，随着大学录取率的逐步提高，学生生源也开始变得多元化和复杂化，导致师生比骤然下降。这不仅是我国高校在发展中面临的问题，而且是世界高校在发展中面临的危机。为了解决危机，世界各高校采取了一系列措施来提高教学质量。高校意识到教学质量的保障不仅要关注外部的监督，也要重视自身价值观的变化，因此高校的教学质量保障价值观从"外部监控"向"内部支持"转变，催生了大学教师教学发展中心的创建。

## 一、教师教学发展中心建设的研究现状

教师教学发展中心主要担任着促进教师专业化发展、促进高校教师队伍能力提升的重要职责，是近些年来在国内外大学中广泛设置的一种教师教学职能部门，旨在为高校教师的专业能力提高提供一个专业化、持续化的发展平台。在 20 世纪下半叶，随着高校对于教学质量提升的普遍重视，教师教学发展中心应运而生。1962 年，教与学研究中心（Center for Research on Learning and Teaching，CRLT）在密歇根大学成立了，这是世界上第一个教师教学发展中心，该中心以大学教师的发展为重点。从此，高校教师教学发展中心建设逐渐成为提高各国高校教师素质的重要举措。❶我国先后出台了一系列利于教师发展的规章政策，为教师教学发展中心的建设奠定了前期基础。2010 年，《国家中长期教育改革和发展规划纲要（2010—2020 年）》提出"提高质量是高等教育发展的核心任务，这是建设高等教育强国的基本要求"。这对教师队伍建设、教学质量提出了更高的要求。2011 年，教育部、财政部发布《教育部财政部关于"十二五"期间实施"高等学校本科教学质量与教学改革工程"的意见》，明确提出"引导高等学校建立适合学校特色的教师教学发展中心""重点建设一批高等学校教师教学发展示范中心"。2012 年，教育部发布了《教育部关于全面提高高等教育质量的若干意见》，再次明确提出"推动高校普遍建立教师教学发展中心"。

教育部于 2012 年批准了 30 个国家级教师教学发展示范中心的建设，包括厦门大学教师教学发展中心、重庆大学教师教学发展中心等著名教师教育发展中心。随着全国各个高等院校的教师教学发展中心不断得到建设与发展，成为学校教师教学发展的重要机构。一些省份还建立了省级教师教学发展示范中心，成为促进教师专业化发展的重要载体。

---

❶ 金丽娇，朱晓峰，龚海东，王俊林 . 地方本科医学院校教师教学发展中心建设实践研究 [J]. 高校医学教学研究，2019（6）：53-56.

　　随着全球化的发展，知识成为个体成长的主要载体，对于培养高等人才的高校教师来说压力骤增，因此，教师教学发展中心的建立正是迎合时代需要的，促进高校教师专业发展的重要平台与举措。

## 二、医学教师教学发展中心的组织架构

　　教师教学发展中心是促进高校教师教学能力、科研能力发展的重要桥梁，对于促进大学教学质量的提高有着十分重要的意义，因此教师发展中心的组织架构是这座桥梁得以成功的重要保障。

### （一）组织架构的内涵

　　目前，对于组织架构的内涵说法不一，西蒙（Simon）认为，组织架构是一个以其独特的内部制度体系来协调参与者行为规范的系统；弗莱蒙特（Fremont）认为，组织架构既是建立组织的秩序和权力框架，又是组织内部各部分之间确立排列及配合方式的关系形式；米勒（Miller）认为，组织架构是组织内彼此依赖的影响要素所促成的完整星簇，这些影响因素主要有环境、策略和领导方式等。另外，还有众多学者认为，组织架构是指在特定组织环境下，组织机构充分利用其内部资源为实现其组织职能而形成的一个体现组织内部构成要素及其相互关系的组织框架。根据组织架构的设计可以判断一个组织的资源配置是否协调，组织职能运行是否顺畅，组织环境是否能够便于管理。

### （二）教师教学发展中心组织架构的影响因素

　　教师教学发展中心作为促进高校教师专业能力发展的重要机构，具有学术性、研究性、职业性和支持性等特点。[1] 它的形成主要受到了组织环境、组织职能及组织资源的影响，三者之间密切相关。不同的组织环境下会生长出不同的组织架构；不同的组织环境下所衍生的组织架构也具有不同的职能，而这种组织职能同时具有整合组织资源的目的，所以组织环

---

　　[1]　张海钟.论教师培养的专业性与职业性及教师教育专业的重建 [J]. 当代教师教育，2015（3）：47-50.

境、组织职能、组织资源三者之间相互支持、相互影响是组织机构顺利运行的重要因素。

环境作为外在因素会影响组织的管理与运行，而教师教学发展中心作为一种高等教育组织，不可避免地会受到组织环境的影响，主要包括政治环境、经济环境和文化环境。首先，政治体制会影响教育的性质，而大学内部的组织体系都会受政治体制的影响，不同的政治体制下的教师教学发展中心的内部结构和设置会有所不同，会对教师教学发展中心内部结构起到导向性作用，即政治环境影响组织体系的建立。其次，经济政策及经济发展情况会影响组织机构的发展，不同的经济环境会产生不同的社会组织机构，从而出现新的组织机构形态，而教师教学发展中心也是处在一定经济环境中的组织机构，所以一个国家的经济政策、发展程度都会影响教师教学发展中心的组织架构建设。最后，组织架构的建设是与一个国家、地区的文化发展情况紧密相连的，即一个国家的宗教、道德、科技发展水平和价值体系等都会影响一个机构的组织建设。因此，文化环境会影响教师教学发展中心的发展理念、文化氛围及价值取向。

组织职能是指组织机构按照预期的规划安排项目活动，合理协调、配置机构内部的生产要素，以实现其组织目标的一种作用或能力。组织职能与组织架构密切相关，组织职能实现的前提是有完整的组织架构，一个组织能发挥职能说明组织架构的完整性和支持性，没有独立于组织架构而存在的组织职能。因此，教师教学发展中心要实现其职能需要有完整的组织架构，通过组织架构完成促进教师教学能力发展的目的。

组织资源是组织运行与发展过程中不可或缺的物质资料，对其进行调控和管理可以给组织和组织中的工作人员创造利益。在高校内部建立起完整的促进教师教学能力发展的组织架构，需要保证有充足的人力、资金和政策等资源的充分配合，才能推动组织架构的运行。其中，人力资源作为无形的资本是推动教师教学能力发展的主导力量；资金资源是推进教师教学发展中心组织运行的物质支撑。

总之，组织环境是教师教学发展中心存在及多样化发展的前提要素，组织职能是赋予其特有属性与结构特征的基础元素，组织资源是保障其有效运行的物质资料。

### （三）教师教学发展中心组织架构的关系形式

在高校内部建立起来的教师教学发展中心，其组织架构的关系形式主要包括机构的隶属关系、组织定位和人员配备等。[1]

隶属关系是指某个组织机构与其上位的监管机构所形成的从属关系。从目前教师教学发展中心的隶属关系来看，教师教学发展中心作为大学内部设立的一种学术性的教学组织，其组织机构的隶属关系主要有两大类：直属于学校的机构和不直属于学校的机构。直属于学校的教师教学发展中心属于学校独立的教学单位，其运作形式为独立建制；不直属于学校的教师教学发展中心，则隶属于学校内部某个单位的教师教学发展中心。一般而言，直接隶属于学校的教师教学发展中心属于一级教学单位，在管理上有较大的自治权，并且组织环境相对民主；非直属于学校的教师教学发展中心的级别则不是独立的一级教学单位，有的是隶属于某个二级学院的，有的则是附属于某个处级教学管理单位之下的挂靠机构，它们的自主管理权限是有限的。但不论是哪种隶属关系，高校教师教学发展中心都需要多个部门共同合作管理。若为学校的独立机构，中心则会下设"中心办公室"与"专家工作组"；若为二级单位或者挂靠单位，则会下设"办公室""教学研究中心""教师培训中心""咨询中心"等。各部门分工合作，以保证教师教学发展中心建设工作的有序开展。总之，隶属关系体现的是教师教学发展中心在大学的地位，并通过其机构的设置体现了不同教师教学发展中心特有的组织结构，是教师教学发展中心管理权限归属的标志。

根据工作目标设定的不同，我国各高校的教师教学发展中心在组织定位上大致存在三种方式。第一，综合性机构。作为行政机构的教师教学发展中心，组织机构以"教学和管理"为核心，具有行政职能、研究职能和服务职能，以促进教师教学水平的提升。第二，学术服务机构。作为学术性组织的教师教学发展中心，围绕"学术和服务"开展工作，把促进教师

---

❶ 黄佩.高校教师发展中心的功能研究［D］.西安：西安建筑科技大学，2017.

的教学能力、科研能力的发展作为组织机构的主要任务，以提高高校教师的学术能力。第三，教学辅助机构。把教师教学发展中心作为以"教学服务，教师发展"为主的教学辅助组织。在这种定位下，组织机构的主要职责是为教师、学生提供培训、咨询等服务，为学校制定教学政策及教学改革提供服务。

另外，各高校教师教学发展中心的人员配备存在很大差别，按岗位性质和职责划分，包括管理岗位和专业技术岗位；按岗位稳定性划分，包括专职岗位和兼职岗位。一般而言，在教师教学发展中心管理岗位的工作人员，主要负责与保障教师教学发展中心顺畅运作相关的管理、协调和帮助工作；而在教师教学发展中心专业技术岗位工作的人员主要工作是为实践中心提供相关技术支持的服务工作。其人员构成要素由中心主任、副主任、行政人员、专职教师和教学专家等组成，有时还需配备一些由教育专家、教学名师及现代教育技术等方面的专家兼职组成的"研究团队"，工作内容涵盖教师培训、教学研究、教学咨询和日常管理等诸多事务。

### 三、医学教师教学发展中心的主要职能

教师教学发展中心在组织定位上的不同，决定了其既不是单一的学术性组织机构，也不是纯粹的行政组织机构，而是兼具学术与行政双重属性的组织。❶在教师教学发展中心组织机构中，将行政机构和学术机构的性质有机地融为一体，成为负责教师专业发展的专门机构，机构的设立目的在于紧跟国家和学校发展战略，以促进高校教师的经验、教学能力、学术水平的发展，搭建起提升高校教师理性训练与培育专业发展模式。

新时期教师教学发展中心应具有理念先进、管理科学、服务全面、运行机制形式多样的特点，其主要职能包括以下 6 方面。

#### （一）给予教学支持

教师教学发展中心（以下简称"中心"）是教师教学发展的支持和服

---

❶　袁坽.高校教师发展中心建设现状研究——以江苏省八所高校为例 [D].扬州：扬州大学，2017.

务机构，因而教学支持服务是其基本功能之一。教学支持服务主要包括以下内容：中心通过需求调查评估确定促进教师发展的活动内容和形式，并提前告知本年度培训计划的内容、对象、方式及特殊要求等；中心运用现代教育技术为教学提供支持和帮助；中心对相关活动资料进行收集、整理和分类后提供给教师和学生使用；中心通过调查研究为教学改革提供依据；中心通过教学质量追踪及时发现教师在教学管理中的不足，把督导专家评价、教师自评、同事互评及学生评教的多元评价结果及时反馈给教师，以帮助教师改进教学、促进教学质量的提高；中心为年轻教师配备导师，针对教学方法、授课技巧和教学改革等方面给予指导；中心通过聘请经验丰富的教师进行名师示范授课、教学咨询、当面沟通等方式，对教师的教学水平及教学效果进行全面诊断，并为其量身定制个性化的教学指导；中心通过圆桌会议、小型讲座等形式，为教师搭建氛围和谐、自由开放的学术交流平台。

（二）激励教学研究

激励教学研究是中心的主要职能之一，其目标是提高教师的教学水平和教研能力。中心的研究领域主要包括教学理念与实践、教学方法与手段、现代教育技术、教育心理学及教学评价等。为激励教师开展这些研究，中心除了为全校教师、管理者及学生提供专门的知识培训外，还会通过课堂观摩、教学研讨、微格教学等灵活多样的方式，吸引教师积极参与这些项目研究，并会给予一定的资金支持。

（三）统筹职业规划

中心可针对不同教师群体统筹制定学校师资队伍的建设规划并实行分类指导；帮助新入职教师和青年教师制定个性化职业生涯发展规划，使其明确工作方向，并快速融入工作团队；根据教师个人发展规划有针对性地开展教学水平和科研能力的指导。

（四）提供职业培训

中心可根据教师职业发展的需要，为教师提供师资培训、教学会议、国内外访学、知名高校进修、在线学习等多样化的专业培训机会，使不同层次的教师学习先进教学理念、提高实践教学技能、增强创新教研能力。

（五）传播教学成果

教学成果是教师在教学和科研过程中的智慧结晶及宝贵经验，因此，中心应注重教育教学改革成果在教学实践中的发展和具体应用，通过教学成果在教师中的交流和分享，进一步推进课程教学改革，提高教学水平和教学质量。

（六）搭建资源平台

中心可利用先进的网络技术，为师生搭建一个共同学习的综合性资源平台，并协助维护教室的技术设备；中心还可建设学科教学资源网和先进的网络数据库资源，以形成教学资源共享机制，为师生提供网上交流平台和技术支持服务。其中，教师的学习资源主要包括教学相关素材、教学视频、优秀案例、学术期刊、图书馆资源、教学软件等；学生的学习资源主要包括名师授课视频、教学图片、教学参考资料等。

**四、医学教师教学发展中心的建设路径**

教育是国之大计、党之大计，教师是立教之本、兴教之源。各医学院校要不断提高培养人才的质量就要明确自己的办学定位，在提高人才的基础知识、实践能力和适应医药卫生发展趋势的应用能力上下功夫。为此，医学院校教师教学发展中心的建设，应顺应世界和国家医学教育发展的潮流，着眼于不断创新建设理念，强化组织管理和运行模式，搭建和谐交流平台，引领教师专业发展，提升教育教学水平。

（一）建立组织机构，加强正确引导

组织机构是部门有效开展工作的重要保障，医学院校应建立独立建制的教师教学发展中心，负责组织、协调、管理教师发展的相关工作。国家应从政策层面通过政策指导、资金保障等多种渠道鼓励和引导医学院校建设具有自身特色的教师教学发展中心，积极推动教师教学发展中心的建设；

高等医学院校应坚持基本的政策导向，在政策上能够保证经费的落实，将教师的专业发展变为常态化、制度化的事情，而教师教学发展中心在发挥机构职能上，也应该变被动为主动，把工作的重心由原有的培训转移到关注教师专业能力持续化发展上来，着眼于研究和解决教师在教学过程当中遇到的实际困难与具体问题，从而真正促进教师的专业化成长。

（二）构建制度保障，促进教师发展

完善的制度是组织运行的重要保障，由于我国教师教学发展中心的建设起步较晚，所以制度建设成为发展的薄弱环节。因此，教师教学发展中心要着力聚焦教师职业发展，制定相应的规章制度和实施条例，依据医学院校人才培养需要和人才成长规律，建立起与之相适应的教师培训管理和评价激励制度，并从医疗、教学、科研及个人职业生涯发展等方面，积极探索推进医学教师全方位发展的新模式，以促进教师的发展与成长。

（三）创新建设理念，凸显医学特色

创新人才培养理念，是国家核心竞争力的关键。因而，教师教学发展中心应贯彻并推广先进的教学理念，不断探究教学规律，创建有利于提升医学教师教学水平、科研能力和教学质量的组织保障，通过积极开展教师培训、实践观摩、学术交流、咨询服务和教学评估等多项工作，不断提升医学教师职业素养，以满足医学人才培养特色和专业化发展的需要。

（四）搭建交流平台，改革医学教育

当今世界医学教育的发展日新月异，医学教育的国际化已成为一种势不可当的趋势，新的医学教育观对医学教师的专业发展提出了更高要求，医学教师要取得进步就需要尽可能多地学习和借鉴先进国家的经验。因此，医学院校教师教学发展中心必须紧跟医学教育发展的步伐，对教师进行系统的培训和指导，引领和支持教师进行教学改革，提升教师的临床技能带教水平、沟通交流技能、批判性思维、团队合作能力、人文素养等综合素质；并为教师搭建思想、学术和教学文化交流的平台，充分利用沙龙、名师讲坛等活动，分享教师之间的教学心得及并进行专业知识交流，通过合作研究、外出进修、国内外访学等多种渠道，拓宽医学教师的国际视野，提升其发展空间。

### （五）完善资源建设，加强学生服务

目前，我国医学院校教师教学发展中心对于教师专业化发展相对重视，但对于学生的指导意识有待加强。教师教学发展中心应拓宽思路，建立专门的学生指导中心和网站，并不断加强网络资源建设、充实网站内容，为学生提供在线课程及学习策略、沟通交流技巧、社会责任感教育、实践技能评估、职业生涯规划等多项资源和服务。

# 第二节　医学教学团队建设

高校教师是培养高校人才的主力军，同时也是促进高校发展的坚实力量，因此培养优秀的教师团队是高校提高自身教学质量的重要保证。因此，高校应不断加强教学团队建设，以充分发挥集体的力量和优势，使人才培养和教学质量达到更好的效果。

## 一、教学团队的内涵

在 20 世纪 50 年代的美国企业管理中兴起了团队的概念，之后被各国各行业普遍接受和应用。然而，在对于团队内涵的认识不同的学者有着不同的想法，其中以美国学者卡曾巴赫（Katzenbach）和史密斯（Smith）提出的概念能被大多数人认同：团队就是由少数有互补技能，愿意为了共同的远景目标、业绩目标和方法而相互承担责任的个体所组成的群体。而教学团队作为团队中的一种类型，是指围绕教学而建立起来的团队。它是以教师为主体，以学生为服务对象，以教学内容和教学方法的改革为抓手，以课程建设、专业建设或学科建设为平台，以提高教师教学水平、提高教育质量、人才培养为目标而组成的团队。❶

---

❶ 解玉鹏．高校教学团队建设研究［D］．长沙：湖南大学，2010．

教学团队的含义涵盖多个方面：第一，教学团队建设的目的是促进教学改革和完成教学任务，以教学改革和教学任务的变革为基础。第二，教学团队为提升人才培养质量、高校教师队伍整体素质的提高而服务。第三，在教师团队中可以进行教学方法的研讨、教学资源的共享、教学经验的交流等活动。第四，教学团队实现共同目标、完成教学任务和教学改革的保障是团队成员结构的合理搭配，其中带头人是团队的灵魂，必须由教学水平高、学术造诣深、品行良好、协调能力强的教授领衔，其他教授、副教授、讲师、助教及教辅人员要有明确分工、相互补充、团结合作。❶

教学团队可根据不同的标准进行分类，通常分为专业或学科教学团队和课程教学团队。其中，专业或学科教学团队包括环境科学教学团队、教育技术专业教学团队、大学英语教学团队等；课程教学团队大致可分为以下几种：通识课程教学团队、专业必修课程教学团队、思政课程教学团队和实践教学环节教学团队等。

美国从 20 世纪 50 年代开始，创立了"小组协同教学制"，开创了教师合作的序幕，即由不同的教师共同组成一个教学小组，实行合作教学。而高等学校自 20 世纪 70 年代开始运用团队教学的模式，即在传统学科组织之外形成多种形式的教学和研究团队。发展到 20 世纪 80 年代时，西方开始提倡在教师发展中形成伙伴关系，通过共同研学、示范教学及系统练习和回馈等方式，学习和改进彼此的教学策略，逐步提升教育教学质量，即"同伴互助"。

在我国，高等教育模式的构建主要是以专业教育为核心，教学管理形成了以校、院（系）、教研室（实验室）为基础的三级组织管理体系。在这种管理体系下，教研室是高校教学组织机构中最基本的教学单位，教研室的建设水平通常直接反映了学校的教研水平。虽然教研室的建设经历了比较长的时期，并积累了丰富的建设经验，但随着社会、经济和文化的快速发展，对高等教育的内涵及职能不断提出新的要求，使高等教育的发展

---

❶ 解玉鹏.高校教学团队建设研究［D］.长沙：湖南大学，2010.

不足与社会期待过高之间产生矛盾，导致教研室建设出现诸多问题。为了提升教学基本组织开展教学研究的积极性，促进教研室职能的变革，2007年1月教育部联合财政部颁布了《关于实施高等学校本科教学质量与教学改革工程》文件（简称《质量工程》），文件中提出：加强本科教学团队建设，重点遴选和建设一批教学质量高、结构合理的教学团队，建立有效的团队合作机制，推动教学内容和方法改革与研究，促进教学研讨和教学经验交流，开发教学资源，推进教学工作中老中青相结合，发挥"传、帮、带"作用，加强青年教师培养。现阶段国内研究高校创新团队建设的策略日渐丰富，作为高校基层学术组织创新途径的高校科学团队建设在策略上取得了丰硕的成果，而加强教学团队建设已成为提升高等教育教学质量的主要内容及重要举措。

## 二、教学团队的构成要素

教学团队主要由团队目标、团队资源、团队规范、团队结构和团队氛围五个要素构成。

### （一）团队目标

共同的目标是一个团队建设和发展的前提，通过目标的建立可以激发团队成员的向心力和凝聚力。教学团队成员也具有共同的教与学目标，主要体现在个体层面与整体层面上。在个体层面上，教学团队应以育己为目标，即提高教师的教学水平与教研能力、促进教师专业发展、建立有效的同伴互助等具体目标；在整体层面上，教学团队以育人为目标，即服务学生、培养应用型人才、提高人才培养质量、推进教学改革、提高教学质量、提高教学效果与实现校企协同发展等具体目标。育己是育人的前提与必要保障，因此，作为团队当中的成员，只有设计与团队目标相符的个人目标，才能在团队当中获得关注感与认同感，进而在不断地努力奋斗中发挥自身的潜力，在相互合作、共同进步当中，最终实现团队及个人的共同成长。

## （二）团队资源

资源保障是一个团队完成教学改革、教学任务，实现教学质量提升、人才培养质量提高、教师队伍素质完善的重要保障。完整的团队资源保障包括教学团队运行需要的资金、基础设施投入及教学实践平台等。其中，团队运行需要的资金是教学团队得以顺利进行活动的基础，只有具备基本的资金保障，才能保证团队发展的动力；基础的设施投入是教师团队在进行教学能力提升、经验分享时的硬件支撑，是教师团队发展的基础支撑；良好的教学实践平台能够提供精品课程建设、教学改革项目研究、教材建设等内容，为教学团队提供自我建设、自我发展的机会，同时也能对团队的成果进行检验。

## （三）团队规范

规范是一个组织顺利运行的保证，建立一系列明晰的团队规范，能够有效地规范团队成员的言行，保证团队的顺利运行。第一，团队应具有可行性的活动方案、具体工作程序及维持教学团队正常运行所要遵循的原则。第二，团队应根据每位教师成员的知识结构、能力大小等具体情况进行适当的职能分工，使其充分发挥自身的作用。第三，团队应要求每位成员认真履行自己的工作职责，同时加强成员之间的团结合作，为实现团队目标共同努力。第四，为保障团队教师之间的沟通与交流，团队要建立起内部沟通的渠道，让团队教师通过沟通的渠道能够交流经验。第五，一个合格的团队应该有明确的奖惩和考核机制，通过明确的奖惩和考核机制的设计，提高成员参与活动的积极性，消除团队成员的消极依赖思想，保证团队的健康发展。

## （四）团队结构

团队的效能与团队的结构密切相关，因此，除了团队共同目标的引导、明确团队规范的约束和必备的团队资源保障，教学团队还需要具备合理的团队结构。在确定教学团队成员时，要充分考虑职称、年龄及岗位结构的合理性，尽量做到知识与能力的科学互补、合理搭配，以期发挥教学团队的最佳功效。从年龄结构上，应形成老、中、青三代教师相结合的教师群体；从职称结构上应构建教授、副教授、讲师和助教各司其职的教学梯队；从岗位结构上以专职教师为主、兼职教师为辅，根据教学任务的实施还要配备专职或兼职的教学管理人员。教学团队通常由团队带头人和若干团队成员共同组成。其中，团队带头人必须是"教学水平高、学术造诣深、德行修养好、管理能力强的教授"；而团队其他成员以中青年骨干教师为主，由教授、副教授、讲师和助教等人员组成。

（五）团队氛围

一个团队要有持久的凝聚力，不仅要有明确的规范做支撑，同时也需要创建健康的团队氛围。健康、团结的团队氛围是一个团队持久发展的不竭动力，和谐、健康的团队氛围包括积极探索、勇于创新的团队精神，相互信任、和谐合作的团队氛围和优秀的团队文化。其中，积极探索、勇于创新的团队精神，可以激励团队成员在各自的职责范围内不断进步，促进自身的专业发展；相互信任、和谐合作的团队氛围则能够形成一种安全、愉悦的环境，在这种心理环境中，每位教师能够提高工作的满足感和成就感；优秀的团队文化能帮助不同经验、背景和能力的教师在知识、能力上进行互补，进而形成一个稳定和谐的集体，在良性的竞争中促使教师形成积极的工作热情，健康发展。

## 三、教学团队的特征

研究者普遍认为，教学团队的基本特征是任务明确、结构合理、互信合作和改革创新。❶

（一）任务明确

团队存在及发展的基础是拥有一个所有成员均认可且明确的共同目

---

❶　张彩云.高校教学团队的概念与特征研究综述［J］.安徽工业大学学报（社会科学版），2010（4）：158–160.

标，因此，高校教学团队在组建时必须有统一明确、共同承诺的团队目标。这些目标往往来源于学校的教学建设工作或者教学改革的需求，如重点课程、精品课程、网络课程、新办专业、特色专业、系统课程整合改革、虚拟仿真教学实践等。

（二）结构合理

团队成员的选择往往决定了教学团队的成败，而高校教学团队多是基于跨学科、跨专业的教学项目而开展的，因此团队成员的组成必须考虑年龄结构合理、知识结构互补等特点，使之充分发挥各自的优势，取长补短，实现优势互补。其中，作为团队核心的教学团队负责人，要承担教学改革的实践者和领导者的双重角色，因此不仅要具有一定的教学研究和实践的经验，同时也要具备较高的学术造诣和良好的组织协调能力；教学团队成员应当自觉自愿参与教学团队并乐于奉献，相互学习、共同进步，向着共同的目标而努力。

（三）互信合作

相互信任、团结合作的团队氛围是高素质教学团队必需的工作环境。团队中只有形成了互信互爱的合作氛围，团队成员才能自由地沟通、交流、消除隔阂，通过积极的信息和情感交流，求同存异、取长补短，提高教学工作的满意度和工作效率。个人的力量在教学、科研和行政管理中所发挥的作用都是有限的，想要发展只有依靠团队的力量。只有团队成员之间相互信任，才能有效地发挥团队的作用。

（四）改革创新

团队精神能够反映一个团队的创造力和凝聚力，也能体现团队成员工作的主动性和创造性。而积极探索、勇于创新的团队精神是高素质教学团队运行过程中的灵魂，高校教学团队在教学改革上应体现开创性和探索性，敢于突破固有的理念及做法，充分发挥个人专长及潜能，积极主动、争创一流。

## 四、教学团队的建设

高校教学团队建设是为了提高高校教学质量，整合高校教育资源、促进教育创新管理的一种有效方法，通过团队成员间的协作能够集中优势力量开展某学科、某专业方向的研究和教学，能够促进我国高校教学质量的进一步提高。可见，高校教学团队建设是我国高等教育发展的必然选择。

### （一）教学团队建设的原则

高校教学团队建设作为一项系统工程，在建设过程中会涉及人员、内容的建设等，因此各高校在教学团队建设过程中都遵循着一定的规则，以保证教学团队的顺利建设。多数研究者对于《北京市教育委员会关于优秀教学团队建设的原则意见》中的建设原则比较认可，其内容如下。

第一，教学与科研相结合的原则。《中华人民共和国高等教育法》中明确规定："高等学校应当以培养人才为中心，开展教学、科研和社会服务。"由此可见，教学与科研作为高校的两大重要职能，对于高校的生存和发展具有十分重要的意义，两者之间对于高校的发展是相辅相成的。教师在参与科研活动的过程中能够及时地了解本学科的前沿知识，并在课堂教学中通过知识的更新调动学生了解前沿知识的积极性，达到提高教学质量的目的；同时，教师在教学实践过程中可以发现问题，激发研究灵感，为科学研究积累背景资料。高校教学团队的目标通常是开展相关教学研究项目建设，这有别于常规的课堂教学活动，必须立足于一定科学研究的高度进行团队建设，利用科研的方法和手段实施教学活动，并及时对教学过程、教学效果及教学评价等进行总结和反馈，积极撰写研究报告并进行沟通交流，不断改进教学活动，提升教学团队的建设水平。

第二，团队建设与课程建设及专业建设相结合的原则。一所学校的竞争力和办学水平的高低集中体现在其优势专业的建设和发展前景上，因此高校最基本也是最重要的建设内容就是专业建设。在专业建设的基础上，教学团队围绕专业特点制定相应的课程，所以，课程建设是高校教学基本建设的另一重要内容，教学团队应根据学校服务社会经济建设的要求及专业发展需要，以专业发展定位为核心，制定课程体系，完成专业课程群的建设。

医学院校教育的特点决定了教学团队往往是基于承担同一门课程或针对某一专业的教学任务而成立的，对于承担"人体解剖学""病理学""病理生理学""内科学""外科学"等专业主干课程的教师队伍，适宜按照课程建设构建教学团队；而对于承担"医学影像学""康复治疗学""卫生管理学"等小规模专业课程的教师队伍，则适宜按照专业建设构建教学团队。可见，教学团队建设离不开相应的课程建设与专业建设，必须满足课程建设或专业建设的需求。

第三，突出创新能力培养的原则。21世纪将是一个知识创新的时代，需要培养大批高素质创造型人才。素质教育创新观认为，创新教育是素质教育的核心，是知识经济时代赋予教育的历史使命，而创新能力的培养是实施素质教育的关键。因此，突出创新能力培养的原则必须落实到教学的各个方面，包括教学团队的建设上。由于教学团队的实施主体是教师，而教学对象是学生，所以，教学团队的创新能力培养包括教师的创新和学生的创新。一方面，团队教师应认识到教学过程是传承和革新的过程，在理论认知上积极学习新知识，敢于批判前人的研究成果，同时通过教学实践的指导不断地更新教学内容、改革教学手段和方法；另一方面，在教学设计中不断地尝试新的教学手段，创造性地运用智慧平台，利用平台更新教材内容，在教学过程中营造宽松的课堂氛围，让学生在宽松的氛围中，发展自己的创新意识和能力，引导学生进行交流和讨论，提升学生的创新能力和水平。

第四，注重师德建设的原则。高校教师是教学团队的主体，他们的言行会直接影响学生的认知和成长，因此，必须注重教师的师德建设，强调教师必须具备高尚的师德风范及爱岗敬业、教书育人的情操。医学院校的教师承担着培养未来医生的任务，日常教学活动中应体现医学伦理学及仁爱理念，通过对人体标本的尊重及实验动物的关怀，培养学生敬畏生命、医者仁心的高尚情怀。

第五，资源整合的原则。科学技术的突飞猛进和学科细分及交叉学科的快速发展，使教师个人要全方位掌握某一个专业或某一门学科知识的难度越来越大，仅依靠一个院系甚至一所高校的教师高质量地完成一个专业的建设是非常困难的。因此，对于具有相同专业的不同院校之间开展资源共享是必然的也是必要的，通过资源的共享组建综合的、跨校的教师团队，有利于交流互通，达到共同发展和提高的目的。另外，团队建设的最终目的是培养具有专业特色的高素质人才，而发挥人才作用的平台是社会，社会的发展需要高校教学必须与产业密切结合，适应行业的需求。因此，团队建设必须以社会需求为导向，在专业设置、人才培养方案制订、教学内容创新等方面适应社会需求，可聘请产业高精尖人才参与教学团队的建设及教学过程，以更好地服务教学团队的发展。

第六，团队水平整体提升的原则。教学团队是一个整体，每一个团队都是由一定数量的个体组成的，每位成员的个体发展是建设该教学团队的内在动力，教学团队水平的提升依赖成员个体水平的不断提升。同时，团队的发展也会反哺个体的发展，只有将个人发展目标与团队发展的共同目标融为一体，才能真正确保团队不断发展。在教师团队的"金字塔"中，作为基座的青年教师在整体团队中占有较大的比例，而青年教师的共同点是教学经验不足，因此在教学团队中优秀教师和骨干教师要充分地发挥"传、帮、带"的作用，积极开展对于青年教师的培养，提高青年教师的教育教学能力。可见，一个优秀的教学团队必须重视团队教师的培养和梯队建设工作，让每位成员都能找准自身在团队中的位置，制订各自发展规划、共同提高教学与科研水平，促进团队不断攀登更高的教研高峰，最终实现教学团队整体水平的提升。

当然，也有一些研究者对团队建设原则进行了有益的补充，认为教学团队还应遵循"团队建设与学校发展规划相结合的原则""规模适中原则""目标清晰原则"等。

（二）教学团队建设的内容

教学团队建设的内容可以从内部结构、支持环境与教学建设3方面进行论述。

内部结构建设。主要包括遴选团队带头人、搭建团队队伍、树立团队目标、加强团队合作和培养团队精神 5 方面。团队带头人是教学团队构建和发展的最重要环节，优秀的团队带头人对团队成员具有巨大的影响力，是教学团队高速发展的动力，因而需要以科学的标准遴选核心教师作为团队带头人，既要注意职称、学历和学位等硬性条件外，更要注意性格、感召力、创造力和奉献精神等柔性条件。这些都会对团队文化的形成产生深远影响，在一定意义上决定着教学团队的成功与否。教师团队的建设要根据各学科专业的特点而定，通常以实训基地建设为单位，以专业课程建设为平台，形成老、中、青搭配合理的年龄结构，形成搭配合理的梯队职称结构，以达到优势互补、共同发展的目的。一个共同且有重要意义的目标是，教学团队当中的指引和方向能够让团队成员为之共同努力和奋斗。因此，该目标的树立必须符合专业发展理念和专业发展核心，能够作为专业发展的引路标。良好的合作机制是保障团队成员之间顺畅沟通的基础，通过构建教学团队可将处于孤立、封闭状态的教师紧密联系起来，采用集体讨论、评课等多种方式在备课、教学和评价等各层次进行沟通与合作，实现共享教学资源及完成教学任务的目标。团队精神是团队成员间为了共同的目标而决定提升教学质量的共同精神内涵。因此，良好的团队精神是教学团队的灵魂和基础。其精神内涵包括团队成员认可并拥护教学团队的建设目标与核心价值观，对实现共同目标而抱有强烈的责任感，对团队的成功与困难抱有强烈的归属感，团队成员具备相互合作、同甘共苦、责任同担和成果共享的胸怀。

支持环境建设。教学团队的建设是一项复杂的系列工程，不仅需要资金、设备和设施的支持，同样需要人事、教务、政策和不同院系之间的配合与协同，包含物质保障和政策的保障。物质的保障主要指教师团队的建设需要一定的条件、场地及培训的机会等。政策的保障是指高校要在教学团队的建设发展过程中对考评机制、奖惩机制进行调整，以便能够调动教师参与团队活动的积极性，从而提升团队的核心竞争力，因此教学团队的运行必须有相应的环境支撑。

教学建设。全面提高教学质量和人才培养质量是教学建设的重要目标，因此要把教学建设作为教学团队建设的主要内容，包括课程建设、教材建设、教学改革项目建设、教育信息化建设和实践教学基地建设等。

课程是人才培养的主要手段，因此课程建设是教学团队建设的首要任务，包括课程资源开发、课程体系构建、课程教学的实施等。课程资源开发是指对授课教案、讲稿、试题库、教学案例和教学资料等的扩充；课程体系构建是指依据人才培养方案和学生的实际情况，对教学学时、教学手段、教学方法、选用教材等方面进行设计，并协调不同课程之间的关系；课程教学的实施是指为适应学生需要而开展的多样化教学活动，及时对学生进行评价和反馈，并定期召集团队成员进行集体备课、试讲和总结等。总之，教学团队的发展要依据学校的自身实际，结合团队的专业发展方向，不断地丰富课程资源、完善课程体系、创新课程的实施环节。教材作为课程内容的载体，是教学内容的具体呈现工具，因而教材的建设也是教学团队建设的重要任务之一。教学团队应结合自身专业发展的特色和教学实践，积极承担各种教材建设项目，团队成员也要积极参与编写新教材，使高质量的教材不断充实到教学活动中去。

教学团队要针对不同的人才培养方案、课程体系建设、教学内容与教学方法的改革、课程评价方式的多样化等内容开展相关的研究，要将教学改革项目作为教学团队建设的重要任务，教学团队应该在建设的过程当中，把教学与科研摆在同等重要的位置，让教学与科研达到互补的目的，为高校教学的高质量发展提供新的路径。

教育信息化是新时代教育革命的催化剂，是提升教学质量、提高人才培养质量的重要手段，因而教学团队应紧跟时代发展的步伐，充分利用微课、慕课、翻转课堂等信息化教学手段辅助教学，不断加强学习交流，显著提高教学效率。

实践基地作为理论与实践相结合的重要场所，是保障学校实现人才培养目的的条件保障，因而实践基地的物质基础与教师素质对培养学生的实践能力有着至关重要的作用，因此教学团队也要与实践基地紧密地结合，将基地建设纳入团队建设整体方案中，努力做好实践基地建设这项工作，进一步提高教学质量。

### （三）教学团队建设的意义

教学团队作为一种高效的工作组织方式，是发挥集体优势、互助合作、形成教育合力的重要途径，具有重要的理论和现实意义。

第一，理论意义。优秀的教学团队在提升教学质量上发挥着重要的作用，但现阶段高校中的教学团队建设还处在初级发展阶段，仍需要加强教学团队建设与优秀教学团队形成机制的研究。因此，不仅要在形式上进行教学团队的组建，还要在配置合理的教学资源上下功夫，建立起有效的团队合作模式。实现共同的教学改革目标是高校教学团队合作的基础，在合作中肩负着创新教育理念、创新教学模式、推进教学改革、提升教学水平、培养教师队伍、整合教学资源、促进教师合作等任务，因此在高校教师团队的建设上要与高校人才培养的模式和人才培养定位相适应，提高人才培养的质量。因此，高校教学团队从理论上具有重要的建设意义。

第二，现实意义。一方面，随着高等教育的普及化和大众化，高校中的教学内容也越来越丰富，学生对于内容的广度和深度也有了更高层次的要求，所以对教学的效果要求也越来越高，因此单单只靠教师个人的努力来适应变化的高等教育已经不能满足时代发展的需要。而教学团队的建设不仅能够集中高校内有限的人力、物力和财力，实现学科、专业、院系之间的交叉融合，而且能够有效地提高教学质量。因此，组建高校教学团队已成为高校教学改革和发展的必然需要。另一方面，高校的整体教学水平的高低也取决于教学团队的合作广度和深度，故而建立优秀的高校教学团队，发挥集体的力量促进教师专业能力的发展对于提升高校教师的教学能力具有十分重要的意义。

## 五、医学教学团队建设在医学教学改革中的作用

随着高等教育内涵式的发展，高等教育教学质量的问题逐渐成为现在教育界关心的热点问题。特别是在高等教育大众化发展的今天，学生的学习方式、掌握医学知识的渠道、教学的手段等都面临着严峻的挑战，需要对医学教学手段和方法进行创新和改革。因此，医疗教学团队的建设是推

动高校医学教学质量发展的一种重要方式，在提高医学院校教学质量和医学教学改革中起着重要作用。

（一）有利于提高医学教学质量

医学教学团队建设促进了医学教师之间的教学研讨及经验交流，使医学教学工作更加清晰有效；医学教学团队通过对本专业教学实践环节的研究探索，推动了更高水平教学手段的开发；在医学教学团队的建设中，会通过集体的备课、讨论等方式让医学生在医学知识、动手能力上的发展更加协调；在团队的建设中，同时也提升了学生的创新精神、动手能力、团队协作能力，使学生更能适应医学院校的发展，提高了医学教学质量。

（二）有利于相互借鉴、优势互补

通过医学教学团队建设打造出一支专业领军队伍，使每个重点学科或重点建设专业均有行业专家领军，把握着专业群的发展方向；通过医学教学团队建设能够培养骨干的医学教授，合理配置及优化师资结构，有利于解决师资紧缺状态；通过合理制定医学教学团队带头人，使青年教师在团队带头人的"传、帮、带"下得到培养，而青年教师比较前沿的教学观念也会得到共享，不断提高教师队伍的整体素质，实现教学的可持续发展，真正做到相互借鉴、优势互补。

（三）有利于提升科研能力和创新能力

医学教学团队建设是将团队建设的特点与教学、科研中的热点问题进行结合，利用医学类高校的学科优势，以送培、主持或参与科研课题等途径强化实践教学、科研促教，在提升教师教学能力基础上提升教师的科研和创新能力。

（四）有利于拓展团队带头人的辐射作用

医学教学团队带头人能够及时把握学科发展的前沿，确立先进的教学理念，不断改革教学内容和教学方法，通过与成员之间的互相分享、互相启发、互相补充和激励，激发教师更高的个人工作效能，优化整个教学过程。

（五）有利于有效处理复杂的教学问题

随着时代的发展，社会对于医学越来越重视，但现有的医学师资队伍建设并没有完全与学生规模的扩展相适应，因此复杂的医学教学问题仍旧存在。但通过医学教学团队的建设和通过团队中的沟通渠道进行内部成员的交流，让教学团队在专业知识和专业能力的传授过程中，能够充分实现师生之间、生生之间、师师之间的多重互动，达到处理复杂教学问题的目的。

# 第三节　医学教师工作坊的发展

进入 21 世纪，时代和科技的发展对教师的能力和素养提出了巨大的挑战，以提升教师专业发展为目的的教师培训不仅可以提升教师队伍整体素质，还能够适应教育改革发展。教师工作坊作为一种高校教师教育培训的新型模式，在高校教师培训中的应用越来越广泛，发挥着越来越重要的作用。

## 一、教师工作坊的内涵

工作坊在开始时归属于社会科学领域的范畴，主要与标准化生产的大工厂相对应，是指小手工业者工作的场所。后随着教育学与心理学的发展，该词被德国劳伦斯·哈普林（Lawrence Halprin）教授引用至教育教学领域。工作坊最初主要是指培养工程设计师和建筑设计师的场所，在这里学生的身份是"学徒工"，学生们会配备有两个教师，一个是教授理论性知识的形式导师，另外一个是教授技术类知识的技术导师。因为不论是理论的学习还是提高实践能力都要在这个特定的地点当中进行。❶长此以往，这个特定的地点便成了工作坊，后来这种工作坊的教学模式

❶　季春晓 . 教师工作坊中反思性实践的过程模型研究［D］. 上海：华中师范大学，2019.

也被应用到高等院校的建筑学和工业设计等领域，后来便形成了"工作坊教学"的模式。"工作坊"教学模式主要以引发学生的思考、交流和探讨为主，其特点在于鼓励人们参与、合作、创新并最终找到解决问题的对策。工作坊的内涵由最初的"处所"延伸为在某一场地进行的实际活动。

通过工作坊的模式，能够为教师提供一个对话与实践的场所，是教师共同体中一种典型的以专业发展为主题的模式，教师工作坊的概念由此形成。近些年，由于工作坊的模式在提升能力和水平上的成功，便有学者将此种模式应用到学生培养的领域，同时也运用到教师培训的领域，形成了如教师工作坊、学科工作坊、名师工作室等形式的教师培训模式。这些模式可能在运行的机制、培养的侧重点上各有不同，但其本质都是教师通过探讨和分享聚焦教育教学问题，在合作共同体中提升专业素养并解决教育教学问题的学习方式。这也形成了教师工作坊的本质。

## 二、教师工作坊的特点

教师工作坊是一个整体，是由一群想要提升自身学科知识和教学水平的教师们组成，其成员一般包括坊主、辅导教师、观察教师和被观察教师，类似班集体中的班主任、辅导员、学习委员和学生的角色。其中，坊主是工作坊的核心，主要起指导作用，帮助设计学习方案，并指导其他学生的学习；辅导教师的主要任务是帮助学生完成坊内的教学学习活动，并协助坊主维持坊内的秩序以及帮助坊主收集、整理资料；观察教师的主要职责是通过对坊内学生的学习状态进行观察和分析，把学生存在的问题反馈给班主任，通过坊内成员对于问题的集中讨论把问题解决，进而帮助学生提升其教学能力和水平；被观察教师在坊中的主要任务则是通过坊主、班主任、观察教师的指导和帮助来不断地发现问题、解决问题，最终提升自己的教学能力和水平。

教师工作坊的活动形式一般有两种：实体的学习方式和虚拟的学习方式。实体的学习方式主要是指在一定的空间内，全体成员聚集到一起，针对相关的问题进行研究和讨论，主要的形式包括成果展示、教研活动等多种类型。通过这些学习方式，可以使坊内成员的教学水平得到快速地提升，从而促进他们的专业化发展。虚拟的学习方式主要是指坊内成员通过网络等形式不需要进行面对面交流就能够进行研讨，其主要形式包括网上教学、网上交流互助等方式。通过网络，成员可以自由安排时间来进行研讨，这样不仅可以极大地提高教学效率，还可以共享平台资源，实现现代化教学能力提高和发展。

教师工作坊的特点：第一，主体性。教师工作坊当中的每一位成员都是工作坊的主人，可以自由地决定参加坊内的活动，并在活动当中成为参与活动的主体。第二，实践性。工作坊当中的多数活动，在功能上都能够提高教师的教学实践能力与水平。第三，组织性。教师工作坊当中的成员都是具有组织纪律性的，按照一定的规章制度在坊内参加相应的活动，从而形成具有团结力的集体。第四，目标一致性。教师工作坊当中的成员都是有一定的目的，希望通过自身的努力，不仅提高自己的教学能力，而且能够促进教师工作坊的发展。

### 三、教师工作坊的意义

通过运用教师工作坊这种团队学习模式，可以有效地促进教师的发展，主要表现在以下 5 方面：第一，教师工作坊的模式可以通过探索专业发展的优势和劣势激发教师的参与兴趣；第二，在教师工作坊中，通过教师之间的相互交流和沟通，可以提升成员的经验和能力；第三，教师可以充分利用坊内的优秀教学资源和教学案例，把这些经验整合到自己的教学过程中，提升自己的教学能力；第四，教师工作坊可以最大限度地为坊内成员提供自己感兴趣的活动内容及空间，充分调动教师的积极性；第五，通过坊内教师之间相互比较，对自己的教学工作进行反思，扬长避短、改正错误。

特别是对于医学院校的教师来说，通过共同学习、共同研讨的模式，能够帮助他们解决许多知识上与能力上面对的难题。通过采用教师工作坊的研修模式，可以组织青年教师进行磨课、试讲、集体备课、活动研讨等活动，进而提升青年教师的教学水平与能力，使没有经验的青年教师可以在坊主和辅导教师的帮助下能快速成长，同时坊内教师之间还可以相互交流、相互促进，在个体成员得到发展的基础上促进教师群体的共同发展。

# 第四节　医学教师合作教学

当今时代的主题是合作与竞争，笔者认为只有通过合作这一形式才能最大限度地实现双赢。对于教师而言，特别是初任教师，通过教师之间的合作可以获得更大限度的发展。

## 一、教师合作的内涵

朱智贤先生在《心理学大辞典》中指出："合作是为了共同的目标而由两个以上的个体共同完成某一行为，是个体间协调作用的最高水平的行为。"在 20 世纪初，"合作"一词就活跃于美国的教育领域，特别是发展到 20 世纪 90 年代的"合作学习"和"合作教育"，以及随之发展而来的"教师专业发展学校"都对 20 世纪美国的教育改革和学校发展起到了极大的推动作用，教师合作正是在此背景下应运而生。

教师合作是指教师为达到共同的教育目的而构建起来的相互沟通的合作学习方式，在合作过程中教师都要作出相关的贡献来完成某项教学任务。在理解和把握教师合作内涵时，需要关注的三个要点：第一，教师合作是指教师同事之间的一种人际互动方式或关系形态；第二，教师合作是建立在教师平等自愿的基础上的；第三，教师合作也是在批判中达到互动交流的目的的。❶

高校教师合作是指在高校范围之内，教师之间通过相互交流与合作促进专业能力、理念和知识的发展。对于教师个体而言，合作可以为教师提供专业支持，提高工作积极性及工作效率，促进教学实践反思。可见，教师合作的质量与水平不仅会影响教师自身的专业发展，还会对教学质量的

---

❶ 饶从满，杨秀玉，邓涛.教师专业发展 [M].长春：东北师范大学出版社，200：143-149.

发展及学生专业能力的提高等产生一定的影响。

随着时代的发展，医学相关知识的整合趋势越来越明显，医学知识的学习已呈现出学习方式多元、教学任务多样的专业性特点。教学形式也丰富多样，包括课堂教学、实验学习、临床操作和带教见习等多种形式。这些特点要求教师在提升自己能力的基础上，加强团队间的合作，充分利用集体的优势合理分配教学任务，完善医学教学过程。

## 二、合作教学的形式

从广义上分析，合作教学包含两个方面的含义。一是从教育者的层面上看，是指教师之间通过合作授课，即多个教师共同教授同一门课程来达到合作教学的目的；二是从学习者的层面上看，是指教师之间需要不断合作学习新的教学理念和教学技能，来达到合作学习的目的，以实现个人的不断发展和提升。两者相互融合、相互关联。

### （一）合作授课

合作授课是指多名教师共同讲授一门或多门课程，一般包括一名主讲教师和多名教学助手。这些合作授课的教师在教学方法或者教学风格上各有特色，通过团队教师的相互配合，各教师发挥自身的优势共同承担教学任务。

合作授课的形式有三种：第一种为调整授课方式，即每节课上安排两名教师，其中一名教师负责授课，另一名教师负责观察课堂上学生的学习状态。课后两名教师共同探讨教学过程当中的问题，并找到解决问题的方法，对授课的内容和环节进行调整，以便在下次授课中能收到更好的效果。第二种为平行授课方式，也就是同一门课程当中，依据不同的内容的特点和教师的教学风格，把不同的内容分配给不同的教师。通过这种授课方式，可以最大化地发挥不同教师的特点，充分地利用教师资源。第三种为小组教学方式，由教授同一门课的教师共同组成一个小组，每名教师都进行授课，其余教师观察课堂状态，课后对授课过程进行评课，以期共同提升教学技能。

当前，合作授课的方式在国内很多高校中已经有了一定程度的运用。在很多医学院校的授课过程当中，这种教学方式也很常见。在医学基础知识教学的过程中，按照不同教师的专长分配教学任务，开展教学活动；在临床实践的过程中，按照教学内容来选择医院内相应科室的教师进行讲授，临床见习课则由相应科室临床经验丰富的医生带教；而某些医学课程则在教学小组内采用设计学习情境的教学方法（PBL教学法）进行，也取得了一定的成果。

（二）合作性学习

每名教师的学习能力都会在一定程度上受到认知范围和地域分布的限制，为了打破这种限制，提高个体的学习效率，可以采取小组探究学习的模式，即教师之间的合作性学习。这种教师合作性学习的组织在很多师范类的高校中已经有所设置，师范类的合作性学习组织的成员一般包括基础教育的一线教师和大学教师。在组织中，通过不同知识背景间知识的相互探讨，达到相互促进的目的。一方面，基础教育一线的教师能够通过与大学教师的交流获得理论知识、前沿理念上的提升；另一方面，通过与基础教育教师的交流，大学教师同样可以了解一线教学的实际情况，了解真实的基础教育发展状况，达到共同提高的目的。

随着医学教学团队的不断发展，这种合作性学习的模式也已经应用于医学院校教师的成长当中。医学院校通过邀请国内外专家来作报告，增加教师与专家相互讨论、相互学习的机会。一方面，通过交流可以学习前沿的医学理论和实践能力；另一方面，可以相互讨论各自的教学方式，取长补短。实践证明，通过教师合作性学习的方式，教师教学能力可以得到一定的提高，是一种高效且实用地提升教师专业化的学习方式。

**三、促进医学教师合作教学的策略**

医学教师专业水平的提升离不开教师之间的互助与合作，想要实现教师之间有价值的合作共赢，需要积极地营造一种合作的文化氛围，并寻求有效地促进合作教学的策略。简单来说，可以从以下两方面实现。

（一）培育教师的合作意识和合作精神

医学教师个体间开展合作的前提是具有共同的精神或者共同的理念，因此教师间要想开展合作就要具有合作的意识和合作精神。在激发教师的合作意识和合作精神上，可以采用以下策略。第一，在教学过程中要利用团队的优势来开展教学，让教师认识到合作的方式更有利于教学活动的开展，提高教学的效果；第二，弱化教师个体的自我意识，强化教师双边发展的思维模式，使广大教师意识到合作教学不仅能够促进教师个体的发展，也能满足其他教师的发展需求；第三，通过多种活动加强教师间的合作交流，让教师形成集体的观念和意识，强化教师的合作意识和合作精神，促进教师的共同发展。

（二）倡导教师依据自身优势开展有效合作

医学教师由于自身个体的专业背景、思维方式及认知结构上的差异，导致即使同一门课程的授课教师也会在上课内容的安排及教学方法的设计等方面都有很大的差异。因此，在合作教学过程中，可倡导医学教师依据自身的优势相互合作，让教师之间形成分享、合作的意识，有效促进教师的专业化发展。可采用以下策略：第一，合作教学中，不同教师可提前根据自己擅长的专业知识进行教学内容分工，以降低备课任务量并提升备课质量；第二，合作教学中，教师可依据科研周期进行教学时间分工，以保证教师有充足的时间专心科研或专心教学，消除两者之间的冲突；第三，合作教学中，可依据教学中的良性反馈激励合作教师讲好其所负责的教学内容，以便更好地提升课堂教学效果，带来良好的互动体验。

# 第五节　医学教师教学质量评价

随着信息时代的到来，高等教育进入了高质量内涵式发展的阶段，教学质量成为制约高等院校发展的重要指标。所以教师教学质量的好坏直接影响学校人才培养的质量，而教师教学质量评价是检验教师教学质量的标准。因此，构建科学合理的教师教学质量评价指标体系，对于提高学校教育教学水平有着重要的意义。

## 一、教师教学质量评价的内涵

完整的体系建设不仅需要团队的建设，同时还需要评价体系的建设。因为评价体系会对个体的行为和发展起到激励和导向的作用，通过评价体系也会让教师了解其所处的发展阶段，促进培养目标的实现。教师教学质量评价的概念自 19 世纪末提出以来至今没有一个统一的标准，但学者们都认为评价体系是对教师进行的一种价值判断，区别在于以何种价值判断为标准，因为根据不同价值判断标准就会出现不同的评价标准、评价内容与评价方法等。目前，教师教学质量评价通常是依据教育的培养目标和教师的根本任务，运用现代教育评价的理论和方法对教师的素质能力、履职表现、工作业绩等作出价值判断，并依据判断结果对教师的素质、工作的内容和方法给予改进和指导的过程。[1] 所有教学质量评价的实质是依据一定的教育价值观念评价者根据评价信息，并按照一定的价值标准对教师进行的"价值判断"，最终目的是促进教师专业发展，提高教学效能，提升学校师资队伍质量。

国外的教师教学质量评价起源于美国，至今已经有 100 多年的历史。经历了奖惩性教师教学评价阶段和发展性教师教学评价阶段后，当今的美国教师教学质量评价发展方向及趋势是采用以发展性教师教学评价为主，发展性教师教学评价与奖惩性教师教学评价相结合的教学评价制度。我国高校教师教学质量评价的发展历史相对较短，在评价理论和评价方法上较多学习国外。其研究始于 20 世纪 80 年代初，20 世纪 90 年代初进入快速发展和完善的时期。课程评估与教师教学质量评价是当时在高校开展最多的两种评价项目，而近十年是我国教师教学质量评价的深入发展阶段，逐渐形成了学生第一评价主体的地位。随着高校不断地深入发

---

[1] 翟天山.教育评价学［M］.北京：高等教育出版社，2003：178-226.

展，高校内部的质量保障体系也得以快速地建设和发展。结合医学教育教学评价发展状况，2008 年我国教育部和卫生部依据《本科医学教育国际标准》（ISUME）和《全球医学教育最低基本要求》（GMER），结合我国医学教育的实际情况制定了《本科医学教育标准—临床医学专业（试行）》，把其作为我国高等医学教育人才培养的统一标准，进而推动了高等医学院校内部教学质量评价体系的建设与发展，对于医学类教师的教学质量评价也逐步走上正轨。❶

通过对比国外先进的评价体系及全面分析我国教师教学质量评价的发展状况，笔者认为未来教师教学质量评价的主要发展趋势如下：第一，评价内容多维化，即对教学技能和授课质量、道德修养、学识内涵和人文素养等方面进行评价；第二，评价方法多样化，即综合、科学地运用多种评价方法以取得准确的评价结果，指导教师改进教学工作；第三，评价对象的个性化，即在对教师进行教学评价时应针对不同的教师使用差异化的等级评价表；第四，评价主体多元化，即选择若干相关评价主体，通过多元主体综合评价得出结论，以保证教学评价更加公正合理。

## 二、教师教学质量评价的方式

高校教师教学质量评价最基本的方式有两种：自评和他评。自评即教师自我评价，指的是教师在掌握教学技能及相关知识的基础上，通过自我认识和自我分析，改进教学工作，实现自我提高的过程。他评是指除授课教师自身外，其他主体对教学过程及其结果所作的评价，包括学生评价、同行评价、专家和领导评价和社会评价等。两种评价方式在评价工作中都不可或缺，既要提升教师自评在教学质量评价中的地位，又要重视他评在教学质量评价中的作用。

教师自评是指高校教师依据一定的评价指标和评价的标准对自己的教学工作展开评价，通过自评，教师能够认识到教学过程当中的问题，是教师进行自我认识的基本手段，也是提高教学质量的必要途径。它是现代教

---

❶ 黄睿彦.美日加医学人才培养模式比较研究［J］.南京医科大学学报：社会科学版，2013（5）：5-6.

师教学质量评价的核心方式，其目的是更好地改进教学工作。教师自评包含四个发展性的因素：第一，教师自评是他评的基础，必须实事求是、全面客观地反映教学活动；第二，发展性教师评价有利于调动教师自评的积极性和解决教学问题；第三，教师自评可通过自我分析和自我反思发现自身存在的问题；第四，教师的自评和反思是发展性教师评价的中心内容。

学生评价是指学生在参加教学活动之后对教师教学活动的有效性进行评价。通过反馈的学生评价结果，教师可以从学生的视角了解自己教学工作中的优缺点，有针对性地调整和改进教学内容和教学方式，进而提高教学质量。

同行评价是指教师与教师之间相互进行的教学质量评价活动。通过评价结果的反馈，可以了解任课教师专业知识的广度与深度，能够对该教师在其教学领域内的知识掌握程度、教学技能等做出比较适当的评价。

专家评价是指由具有丰富教学经验和渊博学科知识的业内专家对教师进行的评价。专家通常都能从专业角度评价教师的教学工作，为教师提供有价值的指导意见，有效地帮助教师反思教学，进而提高教学质量。

领导评价是指由学校的教学行政领导、上级单位的领导等对教师的教学进行评价。领导评价一般可作为自评和督导评价的补充内容，是教学质量评价的组成部分。

当今各院校教师教学评价指标体系逐渐形成多样化的指标权重分配，常见的分配方式主要有以下三种：学生评价＝同行（专家、领导）评价＝教师自评；学生评价＝同行（专家、领导）评价＞教师自评；学生评价＞同行（专家、领导）评价＞教师自评。无论上述哪种指标权重分配方式，都是教师自评与他评有机结合、协同运作和相互补充的过程。

### 三、教师教学质量评价观

教师教学质量评价观是对教学活动进行价值判断的基础，在高校教师评价的领域中存在三种教师评价观，即诊断性评价、奖惩性评价和发展性评价。

诊断性评价一般是指在教学或工作活动开始之前对于个体所进行的预

测性或测定性的评价。这种评价常常在学期之初实施，结合学科教学大纲安排，检查教学方法和教学具体内容是否遵循了教学原则和规律，通过检查和分析找到教学过程中存在的问题并寻求解决的办法。

奖惩性评价是一种总结性评价，面向过去、注重结果，以奖励和惩罚作为评价的目的，一般是在所有的教学活动结束之后对教学目标的完成程度所作出的结论和评价。教育行政管理部门和学校主要以学生成绩作为教师总结性评价的衡量标准，其结果通常以教师的职称晋升、绩效工资等形式体现出来。一般来说，作为总结性评价的一种方式，教师奖惩性评价有着概括性和回顾性的特点，在评价的规范化程度上能够体现教育规章制度和教学程序，极大地克服了管理的"随意性"，对教师素质发展及提高师资队伍水平能发挥一定的积极作用，在我国的教师教学质量评价发展历程中长期占据主导地位。但随着教育改革的不断深入和教师专业化的发展，这种奖惩性评价观点越来越不能适应现代教育的发展需要，发展性评价的理念便应运而生，逐步取代奖惩性评价，成为最主要的教学评价方式。

发展性评价是一种开放性的、双向的教师评价过程，面向教师的未来，以促进教师的职业发展为最终目的，是形成性评价的典型代表，其评价视野具有很大的前瞻性。发展性评价具有以下特点：第一，强调以人为本，从"人"的角度评价教师教学的过程；第二，重视研究型教学，常在指标体系中设置具有体现教育教学创造性等潜在的弹性评价指标；第三，以发展的眼光、动态的角度观测和反映教师个人专业成长轨迹的动态全程评价；第四，注重调动评价主体的主动性和积极性，教师自评的运用体现了在发展性评价中教师地位的转变，教师由被动到主动。这是教师主动寻求发展的过程，在自评的过程中，教师以自我反思为推动力，促进了教师的专业发展，有利于帮助教师挖掘自己的潜能，更好地履行职责。

诊断性评价、奖惩性评价和发展性评价，虽然有其各自特殊的性质和目的，但也不是彼此完全割裂的，三者之间在功能上仍彼此交叠。例如，奖惩性评价对于前一阶段的教学是一个总结，而对于后一阶段的教学则是一个开始，因此又具有发展性和诊断性评价的功能；而诊断性评价既贯穿于发展性评价的始终，又是奖惩性评价的依据。事实上，由于在目前三种教师评价观中发展性评价是唯一以"人"的发展为宗旨的评价观，它已经毫无疑问地受到越来越多教育研究者和教育管理者的关注，其优势和作用是奖惩性评价无法达到的，今后也必将会更多地占据高校内部教师评价体系的主导地位。

### 四、医学院校教师教学质量评价

医学院校的教学课程类型主要有课堂教学、实验教学和临床带教三类。一般来讲，课堂教学是教学工作最基本的组织形式，占据着整个教育教学活动的中心环节。它为医学生进行实验课和临床实习奠定坚实基础，关系到学校的办学水平和人才培养质量。但由于三类基本课程类型的自身性质和教学质量要求标准差异过大，医学院校通常会根据教师教学质量评价维度（把评价指标划分为教学内容、教学方式、教学手段、教学态度、教学能力和教学效果），❶ 对三种课程类型分别设置有针对性的教学质量评价指标体系。

### （一）基础理论课的教师教学质量评价指标内涵

基础理论课堂教学的一级教学评价指标一般包含基础课堂教学指标和弹性评价指标两大部分，分别下设多项二级评价指标。每个二级评价指标下设置多项三级评价指标，在同行评价、学生评价和教师自评的指标设置中有针对地使用不同的指标内容。

基础课堂教学指标包括以下 8 方面：第一，课前准备。授课计划安排合理，教学内容符合大纲要求，教案内容完整且书写规范，课件及教具准备充分。第二，教学态度。仪态端庄整洁、言谈举止文明，精神饱满、教学热情高，责任心强，按时上下课、不随意提前调课或停课。第三，教学内容。结构完整、逻辑性强、层次鲜明、详略得当，重点难点突出、讲解清晰准确，分析论证正确、举例恰当，将基础理论与临床知识有机结合、

---

❶ 赵辉，沈月琴.学生视角的教学质量评价：一个量表开发 [J] 高教发展与评估，2011（6）：99-47.

构建学生完善的知识体系，适当布置课后作业并及时认真批改。第四，教学方法手段。运用启发式、问答式、示范式等多种教学法，依据学生的适应能力选择与教学内容相匹配的教学方法，适当运用模型、多媒体设备或其他教具激发学生学习兴趣，适当并准确地使用英语教学。第五，教学技能。教姿教态大方得体、有感染力，语言生动流畅、语速快慢适宜，板书及课件字形清晰、字体规范、布局合理，音频及图像等文件清晰适用，课件与板书良好结合。第六，教学效果（学生评价）。能够正确掌握和运用课堂所学知识，增强自己深入学习本学科及相关知识的兴趣，提高自己批判和创新精神、分析和解决问题的能力。第七，教书育人（同行评价）。课堂秩序佳、师生互动良好，学生学习热情高，课堂气氛活跃，教师学科知识丰富扎实、运用自如。第八，总结与反思（教师自评）。认真分析总结课堂教学中的问题，积极改进教学。

弹性评价指标包括以下几个方面：第一，教学态度。教师无接听手机等干扰教学秩序的行为，尊重学生人格、师生关系和谐，教学中体现实事求是、认真严谨的科学研究态度。教学与医生的使命感相结合，体现良好的个人素养和高尚的职业道德。第二，教学方法。富有创造性，教学效果好。第三，教学内容。作业适量并能调动学生积极思考，注重培养学生独立思考和分析问题的能力，支持学生提出创新思想，适度将科研方法引入教学，适当介绍学科前沿和进展，教学内容与相关的最新研究成果相联系。

## （二）实验课的教师教学质量评价指标内涵

实验课教师教学质量评价的一级教学评价指标，一般包含基础实验教学指标和弹性评价指标两大部分，分别下设二级评价指标和详细的三级指标，在同行评价、学生评价和教师自评的指标设置中有针对地增加不同的指标内容。

基础实验教学指标包括以下 6 个方面：第一，实验前准备。课前准备充分，教学态度认真，不迟到、早退，实验教学程序安排科学合理。第二，实验教学过程。对实验目的、内容和方法阐述得准确清晰，实验示范操作标准、熟练，实验原理与结果分析能联系理论课内容，通过观察记录正确的实验结果，通过整个过程注意培养学生踏实的学风、严谨的科研作风和创新的精神，鼓励学生能够形成操作独立、观察和分析问题细致、解决问题严谨的态度，及时解答和耐心指导学生，课堂时间紧凑合理，教学秩序井然。第三，实验后行为。教师要对实验的过程进行复盘和简单总结，对于学生上交的实验报告及时批改，集中反馈有错误的问题。第四，同行评价。教学计划和实验大纲符合专业实际需要，实验教学计划与专业教学进度契合，教师要求学生课前写好预习报告并在实验前检查，注重学生在实验教学过程中的主体地位并重视操作技能的训练，实验课考核公平合理，实验报告评语准确。第五，学生评价。教师实验态度严谨并严格要求学生，教育学生遵守实验室要求并爱护实验设备，实验报告的评语具有启发和指导意义。第六，教师自评。注重学生在实验教学中的主体地位并重视操作技能的训练，给予学生均等的机会并针对不同问题给予个别指导，总结实验课程存在的问题，认真反思并改进实验教学。

弹性评价指标包括以下 3 方面：第一，教学态度。教师无接听手机等干扰教学秩序的行为，尊重学生人格并给予学生平等的关注，师生关系和谐。教学中体现实事求是、认真严谨的科学研究态度，把教学的严谨性和医生的使命感相结合，从而体现良好的个人素养和崇高的职业道德。第二，教学方法。富有创造性，教学效果好。第三，教学内容。作业的布置要与所学内容相关，并且适量，通过作业能激发学生主动学习、积极思考的品质，注重培养学生独立思考和分析问题的能力，支持学生提出创新思想，适度将科研方法引入教学，适当介绍学科前沿和进展，教学内容与相关的最新研究成果相联系。

（三）临床带教的教师教学质量评价指标内涵

临床带教的教师教学质量评价的一级教学评价指标，包括临床教学基本评价指标和弹性评价指标两大部分，分别下设二级评价指标和详细的三级指标，在同行评价、学生评价和教师自评的指标设置中有针对地增加不同的指标内容。

临床教学基本评价指标包括以下 6 方面：第一，课前准备。教学目标明确，提前准备教案、教案书写规范，提前准备教学用的病历及辅助影像图片等资料，检查学生着装。第二，教学过程。教学活动计划明确并有效落实，教学组织有序、条理清晰，教学内容丰富、重点难点突出、详略得当。注重临床与基础知识的联系，所选案例与教学目的相契合。诊断与治疗方案正确，教师示范标准、熟练。注重教学中学生的主体地位，充分给予学生独立操作机会，注重培养学生独立思考和解决问题的能力，鼓励学生提出问题并耐心解答，及时纠正学生实践中出现的不足和错误。第三，教学态度和教师素养。以良好的医德医风教育学生并培养学生严谨的科学态度，专业知识扎实，临床操作熟练、规范，语言生动、表现力强，重视对学生综合素质的培养，注重培养学生临床思维，富有创新精神，关心患者且医患关系良好，教学形式多样并运用自如，认真填写课程记录，不迟到、不早退、不中途离岗。第四，同行评价。严肃临床教学考核并保证评价结果公平合理，评价反馈准确及时。教学时间安排合理，完成临床教学的规定内容并达到教学要求。第五，学生评价。教师态度严谨并严格要求学生，师生互动充分、教学气氛好，总体教学效果好。第六，教师自评。注重学生在临床教学中的主体地位，重视独立思考和操作技能的训练。给予学生平等的关注，针对不同问题给予个别指导，总结教学存在的问题并积极改进。

弹性评价指标包括以下 3 方面：第一，教学态度。教师无接听手机等干扰教学秩序的行为，尊重学生人格并给予学生平等的关注，师生关系和谐。教学中体现实事求是、认真严谨的科学研究态度。教学与医生的使命感相结合，体现良好的个人素养和高尚的职业道德。第二，教学方法。富有创造性，教学效果好。第三，教学内容。作业适量并能调动学生积极思考，注重培养学生独立思考和分析问题的能力，支持学生提出创新思想，适度将科研方法引入教学，适当介绍学科前沿和进展，教学内容与相关的最新研究成果相联系。

通过以上的评价指标我们不难发现，虽然评价指标的具体内容随着评价指标的主体变化而改变，但所有评价指标体系都以"上好课"为共同宗旨。教师在依据以上指标指导学生的临床实践时，还要考虑医学类专业认证对于医学生在知识、能力和道德等方面的要求，因此依据相应的评价结果指导教师的教学行为是十分必要的。

德尔菲法、层次分析法、两两比较法是在对教师教学质量评价时常用的评价指标权重分配方法。这几种方法各有特点：德尔菲法能够避免评价者的从众心理等因素，使其独立发表见解，有利于深入研究问题的本质。层次分析法对评价的回收信息进行复杂和严格的数理分析，其评价结果具有相对较高的精确度，适用于多指标、多层次的复杂评价体系；两两比较法简单易行，但仅适用于逻辑关系简单且数量较小的评价指标体系。另外，现代教学质量评价进行数据统计时，多采用专业数据统计软件，使评教的数据能够更加准确和清晰地展现出来，被评价教师在查看评教结果时也可以一目了然。

当前，由于各医学院校发展规模和发展阶段有所不同，教学质量评价的具体工作也有所差异，学校可根据自身情况确定评价指标体系，并采用适当的评价指标分配权重和数据计量方法。一般而言，在一个有效的教学质量评价体系中，教师自评、学生评价、同行和领导评价等其他评价方法，在同一时段对同一位教师的评价结果是基本相近的，或几种评价方法得出的结果在同一个水平上。这种横向比较分析，有助于教师从多个不同的角度重新认识自己的教学工作。特别是当教师自评的结果远高于其他评价方法的结果时，教师更应该端正心态、认真反思、虚心学习，只有了解优秀教师在同类课程中的课堂教学表现，才能实现自身教学水平的提高。另外，教师在最近的一次评价结果形成之后，应及时对照自身在不同阶段得到的多种评价结果并进行纵向分析，进一步研究和反思自己在改进教学的过程中教学方法是否得当、教学效果是否改善，并做好下一步调整教学方法的规划。

总之，充分利用教师教学质量评价体系的评价结果，通过横向和纵向的方法对评价结果进行全面的剖析，排除评价结果中无关因素的干扰，教师通过评价的结果可以更好地总结经验和教训，进而找到提升教学质量的方法，提高教学效果。

05

第五章

**医学教师的职业生涯发展**

1. 能够理解医学教师职业生涯规划的含义，理解职业生涯规划对医学教师职业发展的重要意义。

2. 能够理解医学教师职业生涯规划原则，并能够在实践中灵活运用各项原则。

3. 能够掌握医学教师职业生涯规划步骤，并能够制定自己的职业生涯规划。

4. 能够理解医学教师职业生涯发展不同阶段的不同特点，坚定对从事医学教师职业的热爱。

5. 能够理解医学教师职业生涯不同阶段的实现路径，能够制定自己的职业生涯规划。

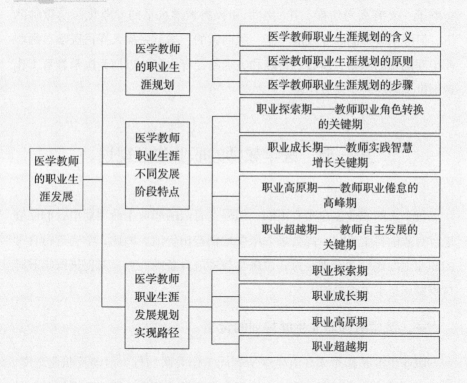

古语道："人命至重，有贵千金。"医生是一种"晚熟"的职业，入职门槛高、培养周期长、成才难度大。因此，要推进医学教育的创新发展，有赖于一支有高尚情操、扎实学识和较高教学水平的专业化医学教师队伍。但医学教师的职业发展不是一蹴而就的，本章将深入探讨医学教师职业生涯规划的原则、步骤、特点和实现路径等内容，以期为医学教育工作者提供全面的职业发展建议。

## 第一节　医学教师的职业生涯规划

每个人的职业生命是有限的，如果在有限的职业生命周期里我们能够进行有效的科学规划，则会最大限度地创造出价值。因此，学会进行合理的职业生涯规划和管理是每一位医学教师应具备的能力，对促进医学教师自身发展是至关重要的。

### 一、医学教师职业生涯规划的含义

职业生涯是指个人在人生中所有同工作关联的行为活动及职业态度、价值观连续变化的过程。职业生涯规划也叫职业规划、职业生涯设计，是指在分析评定主客观因素的基础上对个人的职业生涯作出选择，然后根据个人实际情况制定职业奋斗目标，同时为实现这一奋斗目标而设计出一系列具体可靠的行动计划，并为此付诸实践的过程。❶

---

❶ 刘永芳.归因理论与人力资源管理 [M].上海：上海教育出版社，2007：197-203.

医学教师职业生涯规划即医学院校教师结合自身特点和所处环境，制定职业发展目标，对影响职业发展的各方面进行规划，是一个根据目标达成程度不断反馈和调整，最终实现职业发展目标的过程。其本质是规划或设想教师职业发展和专业成长过程的轨迹，这对教师的发展非常重要。职业生涯规划是否有意义，将影响教师对自身特点和所处环境的认识，从而明确发展方向，预测发展前景，充分发挥潜力，实现个人和社会价值。

## 二、医学教师职业生涯规划的原则

医学教育工作者必须遵循其职业规划的核心原则，才能制定完善的职业规划。

### （一）利益整合原则

医学教师在进行职业生涯规划时要正确处理个人发展与学校发展的关系，在认同学校办学目标和价值观的基础上，将个人职业生涯发展与学校发展相结合，寻找个人发展与学校发展之间的契合点，有效整合个人利益和集体利益。

### （二）协作进行原则

职业规划是集体和个人的双赢，但缺乏沟通会导致误解或无法合作，甚至带来风险。因此，医学教师在职业生涯规划中，所有活动都必须由学校和教师共同制定、实施和完成职业规划，在相互信任的关系中共同努力。

### （三）动态发展原则

一般而言，医学教师的执业环境是不断发展变化的。在这个变化过程中，学校各组织对教师的职业生涯规划也应当随之进行相应变化，为教师提供良好的成长环境。当然，教师对自身的职业生涯规划也应做到与时俱进、动态发展，既要保证自己在良好环境中促进职业规划向前发展，还要注意自身成长引发的职业生涯规划变化。

## （四）阶段发展原则

由于人生的发展具有阶段性的特点，以及职业生涯发展具有周期性特点，所以在制定职业生涯规划时要分阶段来进行。每一个职业发展阶段要有不同的发展目标和发展内容，一个发展阶段目标的实现要成为下一个发展阶段的起点，如此往复循环，最终实现职业生涯发展目标。所以，医学教师在进行职业生涯规划时要遵循阶段发展原则，这样才能有利于职业生涯发展规划的实现，从而促进个人的自我成长。

## （五）创新发展原则

职业生涯规划的目标之一是培养和增强教师创造力，由此可见，职业生涯规划和管理不是制定一套规则和程序让教师按照指示去完成，而是要去调动教师的主观能动性，利用自身蕴含的潜力去达到自我实现的状态，去创造组织的效益，逐步取得职业生涯的成功。

## （六）监督评价原则

教师职业生涯规划制定完成后，还需要来自内外部的监督和评价。一方面，需要在职业生涯规划执行过程中对其各个环节的观察、设计、反馈及评估；另一方面，也需要来自组织、个人和家庭成员等各方面对职业生涯的全面评价，以保证教师按职业生涯规划持续有效地向前开展并取得预期效果。

## 三、医学教师职业生涯规划的步骤

一个完整的职业规划应解决三个基本的问题，即职业定位、目标设定和通道设计。这三个问题也是职业生涯规划要经历的三个过程：明确自我职业定位、确立清晰的职业目标和寻求最佳的发展通道。

## （一）职业定位

职业定位就是明确自我的职业方向，也就是要确定自己在职业上的发展方向。它是一个人职业生涯规划的起点，也是决定一个人职业生涯成败的关键问题。要想成功地规划自己的职业生涯，就必须对自我及职业环境有准确的认知，从长远角度找准适合自己的职业类别，并明确自己在所处职业不同阶段时应该处于怎样的行业和职能位置。从整体而言，当今的医学任务已经发生了根本改变，从以往的以防病治病为主，转向了以维护和增进健康、提高人类生命质量为主。传统的生物医学模式也开始转向"生物—心理—社会"环境模式，医疗人才需要更趋全面、个性与多样化。在这种情形下，医学教师必须在准确自我认知和环境认知的基础上，为自己寻求一个符合自身实际的职业类型定位和层次水平定位。

自我认知是建立在自我观察和自我分析的基础上，全面、客观地评价自己的状况。充分了解自己的兴趣、性格、能力、价值观和特点很重要，知道自己想做什么，能做什么，在众多工作中选择最适合自己的，做到将知识储备落实到行动上。对于内在自我的认识过程可以选择的方法有很多，比如内省比较法、他人评价法和心理测量法等。

自我反省和比较的方法就是自我反省的方法，即通过自我反省、概括和比较来认识自己。具体而言，医学教师可对自身素质、成长环境、教学活动过程及成长历程等开展反思。通过对自身医学专业知识、能力状况、个性特点等素质方面的反思，可充分了解自己在医学教育职业中的优势和劣势，进而确定自己所属的类型和层次；通过分析医学教育发展的社会环境、学校环境和家庭环境，确定职业发展方向和规划，积极回顾教育活动过程，及时反思和纠正教育中的问题和不足；了解成长的过程可以帮助教师增强发展意识，对自己的成长阶段有更清晰地认识。

他人评价法是一种通过他人的评价来认识和了解自己的有效方法。显然，他人的评价既有肯定评价又有否定评价。在多数情况下，肯定的评价表明被评价者在此方面具有一定优势，反之则表明处于劣势。但也需注意评价者的客观性，应重视关系亲密者的评价，因为他们对被评价者了解得更全面，评价往往会更客观；还要多重视多数人的一致评价，这样的评价往往更具有代表性和客观性。医学教师在教学活动过程中可多听取来自学生的评价，因为学生是直接参与者，他们能够直观地感受到教师职业素养和教学水平，能够客观地进行评价。教师可以根据学生的评价及时作出调整，以达到更好的效果。总之，要善于倾听他人的评价，还要善于客观分析他人的评价，并虚心接受他人的正确评价，以达到不断汲取营养且不断提升自我的目的。

人们在兴趣、态度、知识、技能、能力和性格等特征是有差异的，这是人与人之间的个体差异，而这些差异也会表现在行为上。心理测量是指合理地运用一系列科学手段，对人所具有的一些心理特征展开测量和评价，是一种科学性和准确性都高于自查的方法。目前，国内外比较常见的测量方法是通过对测评量表的评估来分析被测者的职业心理特质，主要包括 MBTI 专业性格测试、专业能力倾向测试、专业兴趣测试和专业成就测试等方法。

此外，教师还可借助 SWOT 工具对本人所处的外部环境和内部条件进行分析，明确职业生涯发展过程中可利用的机会和面临的风险，并将它们与自己的优势及不足结合起来，形成职业生涯发展的不同战略措施，从而更好地做出职业生涯发展战略决策。

（二）目标设定

职业目标是指一个人在未来不同时期在所选择的职业领域中将要实现的具体目标，涵盖短期、中期和长期三种目标。一个好的设计应该实现特定的、适度的、与组织目标一致的目标，以消除不必要的干扰，并且可以为实现目标而完成制订的计划。目标的创建通常基于以下两个假设：①从时间发展的角度：因为每个人在不同的职业阶段都有不同的发展目标，所以在进行职业规划时，有必要将总体目标分解为不同的阶段目标，从最远距离的目标开始，分解到最近的目标。还要确定职业发展各个阶段的主要问题，这些主要问题是各自阶段的发展目标，主要包括工作目标、生活目标、学习目标、休闲目标和退休后目标等。②从任务完成的角度：在医学教育教学过程中会有许多任务需要教师们去完成，例如，改进教学方法、编写实用教材、进行医学实验研究、指导学生的课外活动等，这些任务就是医学教师必须去实现的职业目标。

### （三）通道设计

一旦设定了职业目标，行动就有了方向。也就是说，个人职业生涯目标的实现需要一套具体的行动方案或实施策略，以寻求最佳的发展通道。对于医学教师而言，首先应根据自我认知的结果选择适合自己的职业生涯发展路线，即专业技术发展路线、行政管理发展路线或两者并进的路线。不同的发展路线，其职业生涯目标也各不相同。在此之后，为了根据医学教师确定的职业目标制订行动计划，医学教师需要制订步骤和时间表，使他们能够实现目标，各院系需要提供实现目标所需的资源，包括课程、工作经验和人际关系，选择采用安排教师参加培训课程和研讨会等方式获得新的工作经验及更多的评价方式。

一切都在不断发展变化，职业规划也必须适应发展和变化的职业环境。职业生涯规划过程中的评价和反馈，其实是一个自我和社会不断相互认可的过程，作为一种有力的工具，会使职业生涯规划更加有效。医学教师应时刻关注自身内部条件和职业外部环境的变化，并据此对自己的职业生涯规划进行有效评估与反馈。如有必要，应该修改职业规划，以便最终能够获得令人满意的职业经历。

## 第二节　医学教师职业生涯不同发展阶段特点

医学教师的职业生涯会经历一系列不同的发展阶段，每个阶段下教师的发展会体现不同的特点。本节将教师职业生涯发展过程划分为四个阶段：职业探索期、职业成长期、职业高原期和职业超越期。通过对不同阶段下医学教师发展过程的剖析，将医学教师职业生涯发展特点概括如下。

### （一）职业探索期——教师职业角色转换的关键期

职业探索期是指新教师踏上工作岗位后，会有 3～5 年左右的适应期。这一时期是一名医学教师在角色上完成从学生到教师的过渡，全面进入医学教师角色的重要时期。这一时期的医学教师，观念新、朝气蓬勃、可塑性强、工作热情高，对"自我生存"问题比较关注，如"我是谁？""我在学校处于什么位置？""我要承担哪些责任？""我与同事、领导之间的关系怎样？""患者眼中的我什么样？""我适合做教师吗？"他们在摸索、体验自身对医学教师职业的适应性，努力朝着教师职业方向转变角色。但与此同时，新医学教师在实践中也遭遇了各种各样的问题与困惑，主要表现在以下3方面。

1. 理想遭遇"现实冲击"

这一时期的医学教师怀揣着对教育事业的美好期许，希望将职前所学理论应用到实践教学中去，实现间接经验到直接经验的转化，希望在工作中能够实现自己的人生价值。可以说，这一时期的教师对教育教学工作的认识是偏理想化的。一旦他们真正接触实际，就会遇到很多的"现实冲击"。他们会发现实际的教育教学与他们理想中的大相径庭，如一些学生并不具有他们想象中的热情；教学任务往往由于课堂纪律的失控而难以完成；所学医学理论、教育教学理论在实践中"失灵"等。各种烦恼、不如意等不良情绪会接踵而来，如果外界不能给予及时的引导，新教师的发展就会受阻，表现为自我怀疑、消极怠慢、职业发展动力不足等。

2. 职业理想逐渐"迷失"

职业探索期医学教师的思维或行为方式完全取决于外在权威的评价标准，即新医学教师的言行完全是为了取悦于人或获得别人的赞赏。这一时期的医学教师由于深入医学课堂时间不长，积累的实践经验较少，对很多问题的认识还不成熟，所以他们的思维或行为方式完全是"他控型"的。教师完全按照外界提出的要求去做，努力践行外在的发展目标，而忽视了教师专业发展的"个体性"。所以这一时期的教师必须对"自我"的职业理想有准确的认识与定位，教师对自身的定位是教师从对自身的行为、语言和日常实践与社会情境相互关系的解释和归因中，所引发的自己与环境之间复杂的动态平衡的过程❶，即一方面教师要真正了解自己、分析自己，

---

❶ 王红艳，陈向明. 新教师的定位问题：自我、学科与学生 [J]. 当代教育科学，2008（9）：27–29.

制定适合自己发展特点的职业目标和路线；另一方面，教师的发展只有在与其所从事的教育职业发展相一致时，才有可能实现个人的职业发展。

3. 教学中缺乏应对实践问题的知识

新医学教师在教学中往往会严格按照既定的教学目标、教学内容、教学方法和教学手段等进行教学。对一个新教师而言，由于教学经验储备不够，缺乏可以应对各种复杂教学情景的知识储备，一旦碰到一个跟自己的习惯和观点有冲突的问题，就往往不知所措，陷入困境。❶医学教师的知识结构主要由三部分构成：本体性知识、条件性知识和实践性知识。新医学教师与专家型教师的区别有两点：一是专家型医学教师比新教师有更多的实践知识；二是专家型医学教师能灵活运用本体性知识和条件性知识，能够举一反三。而新医学教师则不然，本体性知识和条件性知识在他们的头脑中是零散存在的，知识之间缺乏系统性。因此，这一时期的新医学教师很难对课堂上学生的反应与困难做出准确的预测和灵活的处理。他们为了减轻应对复杂教学实践问题、价值冲突等产生的"教育痛苦"，只有依赖"个人试误"。

（二）职业成长期——教师实践智慧增长关键期

新医学教师在经历了短暂的职业探索期后，很快进入职业成长期。这一时期的教师已经完成由学生角色向教师角色的转换，已经能够认同医学教师的职业价值，逐步树立现代医学教育理念，构建自身的经验体系，工作能力和业务素质均得到很大提高，职业发展趋于成熟。概括起来，这一时期的医学教师主要表现为以下 3 方面的特点。

1. 医学教学工作步入正轨

这一时期的医学教师已经能够适应医学教学工作，他们能够相对从容地面对教育实践情景中出现的各种各样的问题，而不再是忙于应付各种各样的检查与随时发生的各类突发事件。他们对医学教学工作有了更进一步的了解与认识，特别是他们能够正视教师劳动的特点，能够进一步体会医

---

❶ 王红艳，陈向明．新教师的定位问题：自我、学科与学生 [J]．当代教育科学，2008（9）：27–29．

学教师工作的不易。通过与身边领导、同事、学生和患者的接触，人际关系趋于稳定。教育教学工作逐渐走上正轨，各方面能力有了极大提高。这一时期的教师由关注"生存技能"转而关注"教育教学任务"的有效完成。他们能够在借鉴中学习，试图形成自己稳定的教学风格。

2. 职业发展动力强

这一时期的医学教师有明确的发展目标，自主发展的意识非常强，他们大都具有勤奋刻苦、坚韧不拔、锲而不舍的精神。他们更加渴望得到学校领导与同事、患者的认可与支持，希望得到更多交流与学习的机会。他们更多把外在的鼓励作为自身发展的动力源泉。他们眼界开阔，积极吸收外界的一切研究成果为自己的发展服务。他们以教师职业阶梯作为自己成长的路线，自觉参与各种教师专业发展的活动，包括参加培训、教研、观摩课活动和医学大会等。他们通过各种途径锤炼和提升自己。

3. 教育实践智慧不断生成

美国教育心理学家李·舒尔曼（Lee.Shulman）认为："培养专业人员不能只是简单地把他们所学知识应用于实践，而是在不可避免的、不确定的情况下学会运用判断，即学会变化、适应、融会贯通、批判和发明，把学校所学的理论知识，变成专业工作所需的临床知识。"教师角色的最终塑造必须在实践环境中进行。❶处于职业发展期的教师能够灵活应对实践情境中的突发事件和问题，他们已经具备了一定的转化教育矛盾与冲突的能力。教育教学对于他们而言，不再仅仅是一种工作，也是一种科学与艺术。这一时期的教师通过不断的实践与经验积累，教育智慧有了全面的提升。

（三）职业高原期——教师职业倦怠的高峰期

医学教师的职业成长并非一帆风顺，这说明在医学教师发展的过程中既有高潮，也有低谷。职业高原期是教师发展的瓶颈期。在这一时期，医学教师的专业发展停滞不前，专业发展水平很难再上一个新的台阶，很难找到前进的动力。职业高原期基本上是每个医学教师都会经历的阶段，但

---

❶ 赵昌木. 论教师成长 [J]. 高等师范教育研究，2002（3）：13–15.

它在每个医学教师身上持续的时间不同。有的教师可能就此终止了发展的脚步，而有的教师经过自身的有效调整，还会在专业水平上有所提升。可以说，职业高原期是制约医学教师专业发展的瓶颈，它制约着医学教师专业发展的阶段与水平。

1. 消极应对工作，职业发展停滞不前

这一时期的医学教师往往由于掌握了一定的医学教育的技能与技巧，形成了相对稳定的教育教学风格，积累了一定的医学教学经验，教育智慧不断生成，已经由新手教师成长为熟手教师，或因为"职务职称"晋升失败，或因为突破发展瓶颈遭遇失败等问题，工作陷入应付和维持状态。医学教师普遍存在职业发展动力减弱或满足于已有的发展现状，失去了职业发展的兴趣，思维封闭保守，不求新的拓展或提升，排斥新的理念、方法与手段，以不变应万变。

2. 专业自觉尚未形成

医学教师的专业自觉，是把职业活动当作研究对象，能够理性审视自身的专业水平与职业活动。它具有三个基本特征：一是自觉意识到提升专业水平的紧迫性，并为提升专业水平表现出极强主动性、积极性；二是自觉意识到专业活动中存在的问题，并创造性地解决；三是形成医学教师的精神世界，即教师建构属于自己向往的精神生活世界。处于职业高原期的医学教师，对自身职业活动的专业性缺乏正确的理解与认同，不能把职业发展作为自身不断实践、反思、突破的一种自觉活动。很多教师的职业发展行为都是通过自上而下的方式进行的，职业活动缺乏自主性。实践表明，教师专业化的成效与水平取决于教师对职业的态度。教师只有在观念上认同、关心并把职业发展作为自觉反思的对象，形成专业发展的自觉意识并转化为有效的行为，才能使职业发展成为一个不断上升的过程。

3. 职业压力大，心理负担重

医学教师职业压力大，是由这一阶段教师的年龄特征、所处环境和劳动特点决定的。一是这一阶段的教师大多年龄在 40 岁左右，体能和工作效率都开始明显下降，并且学校和医院的工作压力过大，会使教师感到体力不支，产生无助感和焦虑感；二是学校、学生和患者对这一时期教师的期望值较高；三是医学教师的工作任务繁重。有的医学教师长期担任学科带头人、主任医师等职务，工作和教学压力繁重。这些特点决定了这一时期的医学教师职业压力大、心理负担重。如果不能找到合理的途径或解决策略，必将阻碍教师的进一步发展。

### （四）职业超越期——教师自主发展的关键期

处于这个阶段的教师，一般具有稳定而持久的职业动力，形成了自己个性化的教学风格，具备先进的教育理念，拥有丰富而突出的科研成果，具有较高的与患者沟通的能力。在经验积累、教学业绩、专业发展水平、社会影响力和诊疗技术等方面都达到了较高程度。他们往往被称为"专家型教师""学者型教师""学科带头人"等。

#### 1. 教育理念不断升华，专业水平不断提升

教育理念是医学教师在教育实践中形成的对教育基本问题的认识，它包括教育观、学生观和教育活动观。职业超越期的医学教师通过自身的不断实践与反思，逐渐建立起了全新的教育理念。他们对诸如医学教育的内容、方法、医患关系和师生关系等问题有了自己的认识与理解，能够从"生命"的维度考虑医学教育问题，职业理念得到升华，并且能够把先进的职业理念转化为教育信念作为自己行动的指南。同时，职业超越期的医学教师在教育水平和医术上都有了重大提高，他们在医学教育内容、教学方法与手段的选择、语言表达、教学的组织与管理、教育机智的生成、师生交往和医患关系的处理等方面都有了质的飞跃。

#### 2. 具有强烈的成就动机

成就动机即个体对自认为重要或有所值的工作或活动，个人愿意去做，并力求成功的一种内在推动力量。不同成就动机水平的人在任务的选择与完成上会有不同的行为表现。一般而言，成就动机水平高的人会主动选择并承担具有挑战性的任务。这样的任务难度能够激发他们的工作积极性，调动他们全身的能量。在完成任务的过程中，他们充满信心，而出色地完成任务会进一步增强他们的自我效能感。处于职业超越期的医学教师，他们的成就动机水平非常高，他们渴望成功、渴望得到同事、患者和

学生的认可，渴望实现自我价值。因此，这一时期的医学教师会主动承担学校的教学、科研重任，主动寻找机会参与学校组织的有意义的活动，并善于表现，以崭露头角，提高自己的美誉度和知名度。

3. 教育教学处于探索创新阶段

这一时期的医学教师已经摆脱了教学"技师"的角色，把教育教学与医院工作看作常规的工作，很少进行改变或调整。取而代之的是，他们开始注重在日常的教育教学中融入自身的案例，对内容加以理解与创造，能够更多从学生受益的视角思考问题，教育教学工作已经由固定的、常规的、熟练化的工作进入探索创新阶段。医学教师开始探索新教育理念指导下的教学模式，不断尝试探索更新更好的教育教学方法，探索教育中的深层次问题。他们能够对教育教学中的问题或现象进行不断的审视，同时针对存在的问题进行否定和批判，及时总结归纳成理性认识，从而实现新的超越。

# 第三节　医学教师职业生涯发展规划实现路径

医学教师职业生涯的发展过程并不是直线发展和匀速前进的过程，而是一个成长、低潮与更新相互交替的过程。因此，本节从职业探索期、职业成长期、职业高原期和职业超越期四个阶段，来剖析医学教师职业成长的实现路径，让医学教师能够正视不同发展阶段所面临的问题，最后实现职业成功。

## 一、职业探索期

大量的研究表明，医学教师职业生涯的前几年是决定其一生专业成长的关键时期。正如美国教育学者所说：工作初期几年的教学工作经验对新教师来说至关重要，它不仅决定教师是否会在教学领域内继续工作下去，而且决定他们将会成为什么样的教师。为此，各级教育行政部门、培训机构和学校应十分关注新教师的成长，并对其开展入职教育。入职教育不仅具有"职前准备期的逻辑性延伸功能，而且还扮演了帮助教师进入贯穿整个职业生涯的专业发展期"的角色。❶ 对教师进行入职教育会大大缩短其职业探索的过程，对其适应教育教学工作及其专业成长有重要的意义。正如美国学者古德莱德（Goodlad）曾批评教师教育过程中发生在准教师和正式教师之间的严重的"分裂"，即准教师是"突然间"成为正式教师的，中途缺少了一个充满关怀、理解和支持的过渡阶段。因此，他建议应为新教师安排一个具有导航和带教功能的"导入计划"❷。

### （一）积极发挥校本培训的优势

"校本培训"是一种以学校为基地的教师在职培训模式，这种培训模式具有本体性、及时性、发展性、综合性、经验性和个体性等优势。在培训新医学教师时，要积极发挥各种优势，促进新教师的快速发展，具体表现在以下 6 方面：一是遵循本体性原则，即以学校、医院和教师为本位开展培训活动，充分体现学校、医院和教师发展的个性化需要。二是遵循及时性原则，及时发现和回应新医学教师的问题和困惑。三是遵循发展性原则，即校本培训的内容符合新教师、新医科的发展规律，具有可持续发展的目标。四是遵循综合性原则，即校本培训的内容和形式具有多样性：从培训内容上来看，包括教育教学理念的培训、专业知识与技能的培训、科研能力的培训、新医科培训等；从培训形式上来看，包括集中培训式、师徒结对式和教师研修式。五是遵循经验性原则，即校本培训能够很好地为新医学教师提供机遇和不可预期的教育现实，重视从经验中学习，体会到理论与实践的相互作用和影响，感受经验的不断增长。六是遵循个体性原则，由于医学教师之间存在差异性，每个新教师在具体的教育实践情境中遇到的问题和困惑不同，所以，每个新医学教师对于自身的发展定位也会存在差异。教育行政部门、学校及医院在指导教师制定个人发展规划时，要从教师的实际出发，尊重教师的自我选择。

---

❶ 陆曙毅，庄丽君 . 美国教师入职教育探索 [J]. 外国中小学教育，2007（7）：41-42.

❷ 黄祯玉 . 基于职业生涯发展需求的新手教师培训工作——来自马来西亚华文独立中学 的经验 [J]. 外国教育研究，2007（1）：22-24.

（二）为新教师选择优秀的带教导师

为了使新医学教师能够更好地适应工作环境，快速成长为合格教师，高校和医院应该为每名新教师配备一名经验丰富，具有先进教育教学理念、良好专业知识和技能的指导教师，帮助新教师实现专业成长。指导过程要建立在相互信任、相互尊重和愿意分享经验的基础上。指导形式主要有工作随从式指导、经验学习式指导和视导。工作随从式指导主要表现为新医学教师随从并观察带教教师的工作方式，通过讨论所观察到的情况从中学习，选择适合的方式改进自身的工作方式。带教导师通过良好的实践示范，向新医学教师展示解决问题的过程，促进新教师认知的发展。在对实践示范环节的观察中，新医学教师实际上在进行着"合法的边缘参与"，不仅可以加深对医学教学知识的理解，加快对实践技能的掌握，更重要的是还可以获得对医学知识应用情境和条件的理解。经验学习式指导主要表现为新医学教师通过反思自身的经历，与带教导师一起讨论，分享教学经验，促进自身的专业成长。❶ 这种指导形式增强了新医学教师的实践反思能力。视导主要指新医学教师的工作得到了来自带教导师的观察和反馈。这种模式能够对新医学教师教育教学中的问题展开实践指导和帮助，针对性更强。为新医学教师选择优秀的带教导师，一方面，有助于新医学教师自身能力的提升，使他们在学校、医院中更加自信，更愿意成为组织中的一员；另一方面，在指导新医学教师的过程中，也有助于带教导师自我价值、自身专业能力的提升。

（三）建立有效的评价体系

处于探索期的新医学教师，刚进入高校从事医学教育工作，他们急需得到高校、医院方面的认可。学校领导、同事、学生和患者的态度对他们的工作会产生重大的影响。因此，首先，高校可以针对这一时期新医学教师的特点，采取以鼓励为主的评价措施，帮助新医学教师树立职业发展的信心。其次，评价工作的开展应具有持续性。这可以通过采用教师成长

---

❶ 杨建云，王卓．引导教师制订个人的发展规划 [J]．中国教育学刊，2005（6）：53–55.

记录袋的评价方式来实现，以便定期对医学教师的发展状况进行评价、督促，公平考核和晋升，帮助其实现生涯目标。例如，发现新医学教师不能按职业生涯规划发展时，应迅速反馈给教师本人，帮其诊断原因，及时调整发展目标或路径。最后，采用文化激励的手段。学校文化是一所学校的灵魂。优秀的学校文化是一双潜在的手，无时不在、无处不在，它能不断激励学校教职工为学校的发展而努力。对于新医学教师，要让他们认识、了解进而认同所在学校的文化氛围。通过对学校文化的认同来进一步形成、增强教师的归属感和自豪感，在采用文化激励的同时也能规范教师的日常工作行为。

## 二、职业成长期

### （一）教师学会自主反思

教师实践智慧的生成是一个不断实践、不断学习、不断反思和不断创新的过程。反思是促进教师成长的一条重要途径。波斯纳（Posner）曾提出一个教师成长的公式：成长＝经验＋反思。没有反思的经验是狭隘的经验，至多只能形成肤浅的知识。因此，对于医学教师来说，要经常地对自己的教学行为进行批判与反思，挑战蕴涵在自己实践中的信念和假设，及时纠正自己错误的教学观念，构建正确的教学行为和医学理念。医学教师可以从四个方面入手进行反思：第一，反观自己的教学经历，可以通过撰写教学日记、写自传和建立个人教学档案袋等形式实现；第二，站在学生的角度进行反思。学生的行为、思维状态、学习成绩及学生对教师的期待，都会反映出自己的教学状况，可以通过问卷调查、对话等形式实现；第三，以同伴的视角来反思，可以通过相互观摩和教研等形式实现；第四，通过专家的视角进行反思，可以通过阅读文献、与专家面对面交流等形式实现，这可以帮助教师接受新的信息、观点，用新的方式研究自己的教学。

### （二）学校为教师搭建专业发展的平台

医学教师职业生涯的发展不仅需要教师自身的努力，还需要有一个良好的外部环境。这就需要教师所在高校为教师的成长创造一个宽松、和谐、动态的文化环境，搭建教师成长的平台，具体表现在以下 4 方面：一是为医学教师提供职业生涯信息支持，即向教师提供关于职业环境和职业发展机会方面的信息，包括学校文化、学校规模、组织结构、学校发展战略、人力资源发展政策、学校的职位设置及规范等，帮助教师进行生涯机会评估，以设计合理的职业发展路线。二是为医学教师提供多样化的发展路线。教师的发展路线不局限于教学型阶梯，还包括管理型阶梯、学术型阶梯以及综合型阶梯。三是为医学教师提供职业生涯发展的载体，包括组织医学观摩课、专家评课，组织校本培训与医院培训等活动。四是建立学习型组织，学校要为医学教师提供更新知识结构、拓展知识面的条件和支持，让医学教师养成终身学习的习惯。

（三）引进合理的竞争机制，激励医学教师成长

竞争机制是指在用人上实行竞争上岗，为所有医学教师提供同样的发展机会，使各类优秀人才脱颖而出，施展才华。具体来说，一是学校可以通过荣誉激励法，鼓励医学教师争取教育行政部门、学校和医院设立的众多荣誉，如先进工作者、青年骨干和优秀教师等，以激发教师的成就感。二是学校可以通过设置绩效工资制，真正做到能者多得，把工资、奖金与教师的业绩直接挂钩。三是医院可以通过榜样示范法，鼓励成长期的医学教师向思想进步、医德高尚、工作积极和业绩突出的有经验的教师学习，激发教师工作的动力。竞争机制的引进使医学教师工作既有动力，又有压力，使教师始终保持职业发展的劲头。同时，竞争机制的引进还有利于医学教师及时了解学校、医院岗位设置对教师提出的不同要求，为医学教师指明前进的方向，也为医学教师提供更多晋升的机会。

三、职业高原期

（一）教师要形成正确的自我认知

研究表明，职业高原期的出现与医学教师不正确的自我认知方式有关，主要表现在以下 2 方面：一是医学教师表现出过低或过高的自我认

知，前者表现为自我效能感低，做事缺乏信心；后者表现为盲目自信，工作上追求完美，并渴望得到别人的认可。正是由于医学教师不切实际的自我认知，使教师产生挫败感。二是对挫折的不恰当评价。当职业发展遇到挫折时，医学教师不能以理性的态度去认识问题、分析问题并解决问题，而是以非理性的态度把可能不好的结果无限扩大化。这种自我认知方式无疑会增加教师的焦虑感，并影响医学教师处事的态度与行为，给教师带来严重的心理压力。所以，医学教师自身必须改变不正确的自我认知方式，正确认识"高原"现象的产生，并积极寻找问题产生的根源。

## （二）加强教育理论的系统学习

现实中，这一时期的医学教师大多是实践型、经验型的，他们常常凭直觉或经验处理教学中的问题，其教育行为带有很大的随意性和偶然性，不利于医学教师的进一步提升与发展。因此，医学教师突破高原期的关键之一，是必须从教育理论和医学理论中寻找支撑点，学会运用先进的理念指导实践，以便加速教育行为规范化、科学化的进程。途径可以是多种多样的：一是学历进修的方式，主要通过高等教育为在职教师开设的学历教育通道来实现。在职教师通过进一步的理论学习，能够及时更新、拓宽自己的知识结构，实现书本教育理论向个人教育理论的转换，以便更好地指导自己的教育实践。二是发挥专家引领的作用。由于医学教师的教育实践往往是同一水平经验的不断重复，因此，各级各类教师培训应积极发挥专家的引领作用，通过专家做报告、讲座或研讨等方式，向在职医学教师渗透先进的教育和医学理念。三是通过去高一级医院进修的方式实现。可以说，每名医学教师在自己十几年或几十年的职业生涯中都积累了宝贵的医学教育经验，但并不是所有的医学教师都能成长为专家型的教师，关键在于教师能否自觉地反思自己的教育教学经验，使"实践智慧"上升到"理性智慧"。四是通过自学的方式。医学教师自身也要加强理论自觉，自觉浏览、交流、内化先进的医学教育观点，通过与专家的间接对话，领悟医学教育理论的内涵与真谛。总之，医学教师在学习教育理论的时候，不是盲目地拥抱理论教条，而应该注意理论学习与实践技能之间的契合性。

### （三）帮助医学教师构建发展愿景，寻找发展突破口

愿景是一种关于未来的思想、景象或意象，即关于将来会成为什么样的见解。高原期的医学教师之所以缺乏职业发展的动力，原因之一在于他们对于自身未来的发展不关心或不确定，不能准确把握自身发展的机遇与挑战，导致错失发展的良机。因此，学校帮助医学教师构建发展愿景显得格外重要。它将帮助医学教师进一步厘清前进的方向，为医学教师突破高原现象提供强大的动力。具体而言，需要做到以下3方面：一是鼓励个人愿景，激发医学教师专业发展的意愿。二是把医学教师的发展愿景与学校、医院的发展愿景融为一体。只有建立在学校发展愿景基础上的个人愿景才具有实质性的意义；只有建立在个人发展愿景基础上的学校愿景才具有生命力。因此，学校的发展与医学教师个人的发展是相互制约、相互影响的，忽视任何一方的发展要求都将阻碍学校整体的发展轨迹。三是不断修订和完善愿景。医学教师的发展是一个动态的发展过程，不同时期教师的发展愿景也应不断更新变换。与此同时，学校还要帮助医学教师寻找发展的突破口，可以采用多种方式：①优势发展式：找优势—优化素质—形成风格—实现目标；②革除弊端式：找出弊端—用心克服—整体优化—实现目标；③理论应用式：分析实际—选定理论—具体应用—形成风格；④借鉴创新式：学习—模仿—改造—形成风格；⑤科研引领式：问题—设计—行动—总结。

### 四、职业超越期

### （一）医学教师要有追求卓越的强烈愿望

医学教师的专业发展是一个动态的终身发展的过程，这意味着医学教师需要持续终身地学习。医学教师不仅是专业发展的对象，更是自身专业发展的主人，为自己的专业发展负责。医学教师职业生涯以专业发展的卓越品质为追求目标和动力源。这里的卓越品质指的是医学教师专业内涵的拓展与专业素养的提升，具体指的是医学教师具有稳定而持久的职业动

力、具有丰富的专业医学知识结构、具有优异的教育教学能力、具有良好的医德、具有高度的自我调节和完善能力，能够用理性的眼光和宏观的视野，审视现实教育发展的需求和医学的发展目标，把握医学发展的趋势和教育发展的规律，不断尝试、不断创造、不断实现对传统医学教育理论体系和实践操作模式的超越，让追求专业发展的卓越品质成为职业超越期医学教师发展的根本动力和宗旨。

### （二）医学教师要成为研究型教师

研究型医学教师是相对经验型医学教师而言的，指的是在医学教育领域中，具有丰富的专门知识，掌握教育学、基础医学等教育科学、医学理论的基础知识，在教育实践中不断地探索教育规律和教育方法，并能高效率地解决医学教育中的各种问题，富有职业的敏锐性及科研意识，对所教学科有创新能力的教师。对处于职业超越期的医学教师而言，他们应该以精深的医学素养引领自身的专业发展，对出现的问题进行探究，对积累的经验进行总结，形成规律性认识。自我反思、同伴互助、专业引领是医学教师成为"研究型"教师的三种基本途径。首先，医学教师要进行反思性教学，要在医学教学实践中以发展、变化的眼光看待教学中的问题，要将自己的教室、科室作为自然的"实验室"或"研究所"，反思自己的教学活动。其次，通过"学术沙龙""座谈""教学诊断""案例分析""叙事研究"等形式加强同伴间的交流与合作。最后，加强专家对一线教师的帮助与指导。总之，研究应该成为医学教师的一种生活状态，通过研究，教师能够成为具有较高自我提高能力和创造精神的个体。

### （三）赋予医学教师更多的专业自主权

医学教师的专业发展要以对教师专业自主权的尊重为条件，专业自主是指医学教师以其专业精神、专业知识、专业技能从事医学教育、教学和与其相关工作时，独立地做出决定与判断，掌控自己的活动方式与过程，不受他人的干扰、控制或强制。医学教师的专业自主权包括教师在医学教育教学活动中的决定权、参与权、选择权、知情权和保障权等。❶ 具体落实到基层，它包括教师个体的专业自主权和教师团体的专业自主权。前者表现为医学教师在课程决策、课程采用、课程设计和教学内容的选择与处理、教学活动的组织与安排、学生评价、科学研究等方面享有一定的权威与自由；后者表现为构建教师组织、制定教师伦理规范、维护教师权益、参与学校事务管理等的权利。专业自主权是衡量教师专业化水平的重要标志，也是决定医学教师能否成为专家型教师的重要制约因素。因此，只有充分实现了教师的专业自主权，改变传统的单纯依靠行政压力的自上而下的组织管理体系，才能真正发挥教师专业自治的主体地位和潜能。

---

❶ 徐敏.专业自主权：从应有权利到现实权利的转化 [J].集美大学学报，2009（3）：3-5.

# 参考文献

[1] 孙晨红，张春宏，王睿.教师专业化发展与教师成长[M].2版.哈尔滨：东北林业大学出版社，2016：40-45.

[2] 张典兵，马衍.教师专业成长研究引论[M].北京：光明日报出版社，2013：20-30.

[3] 胡惠闵，王建军.教师专业发展[M].上海：华东师范大学出版社，2014：45-50.

[4] 李菲.大学的良心[M].上海：华东师范大学出版社，2016：20-30.

[5] 孙萍.新形势下教师专业发展的全方位探究[M].长春：吉林大学出版社，2016：30-42.

[6] 郑淑杰，孙静，王丽.教师心理健康[M].北京：北京大学出版社，2014：60-65.

[7] 孙宝志，赵玉虹.实用医学教育学[M].北京：人民卫生出版社，2011：50-55.

[8] 檀传宝，班建武.绿色教育师德修养：做一个配享幸福的教育家[M].北京：北京师范大学出版社，2014：20-30.

[9] 程红兵.教师人格魅力的打造[M].长春：东北师范大学出版社，2017：30-45.

[10] 许劲松.实用高等医学教育管理学[M].北京：科学出版社，2014：45.

[11] 檀传宝.教师伦理学专题——教育伦理范畴研究[M].北京：北京师范大学出版社，2010：32.

[12] 吕传柱，孙宝志.医学院校教师发展导论[M].北京：人民卫生出版社，2017：20-30.

[13] 卢世林，胡振坤.教师伦理学教程［M］.武汉：华中科技大学出版社，2012：80.

[14] 隋洪玉，李晶，于璐溪，等.医学教育学概论［M］.北京：知识产权出版社，2019：50-55.

[15] 罗斌.高校内涵式发展视角下青年教师职业生涯规划研究［J］.吉林工程技术师范学院学报，2018，34（7）：41-43.

[16] 方丹丹.基于大数据的高校教师职业生涯规划研究［J］.中国教育信息化，2017（14）：72-75.

[17] 曹昭平，柯婷，刘进.关于教师职业发展规划的几点思考［J］.师资培养，2019（29）：52-53.

[18] 吴震，杨寅华，王镇，等.以学分制改革为契机推进教师群身心健康［J］.山西科技，2015，30（3）：108-111，159.

[19] 刘咏菊，赵慧宁，靳珍珍，等.医学院校教师健康相关行为现状调查［J］.中国公共卫生管理，2018，34（1）：62-66.

[20] 陈新华.高校教师身心健康浅谈［J］.师资队伍建设，2011（5）：49-50.

[21] 张进，曹德品，李艳超，等.中国医学院校教师职业倦怠研究进展［J］.中华医学教育杂志，2019，39（7）：495-498.

[22] 赵京，胡文敏.高校教师职业倦怠的影响因素研究［J］.教育教学论坛，2019，29：20-21.

[23] 吴建彪.教师发展视野下的高校教师职业倦怠研究［J］.社科纵横，2019，34（12）：127-129.

[24] 何齐宗.我国高校教师胜任力研究：进展与思考［J］.高等教育研究，2014，35（10）：38-45.

[25] 李海潮，高嵩，王颖，等.胜任力导向的医学教育 – 从国际合作到国际认证［J］.中国毕业医学教育，2017，1（2）：96-98.

[26] 罗志颖.高校专业教师职业胜任力的评估模型与提升途径［J］.长沙大学学报，2019，33（2）：87-91.

[27] 隋洪玉，赵晓莲.浅谈多种教学方法在生理学教学中的运用［J］.职业

技术，2014，10：135.

[28] 李威，张小丹，汪雯，等.提升教学医院教师能力的策略分析 [J].医学教育，2013，12（19）：1598-1599.

[29] 隋洪玉，齐淑芳，栾海艳，等.浅谈生理教学中创造性思维的应用 [J].职业技术，2012，137：68.

[30] 郭瞻予.论教师的人际交往能力 [J].辽宁教育研究，2004（5）：28-29.

[31] 李宝群，程艳芬，张雷.高等医学院校教师发展现状及趋势研究 [J].教育教学论坛，2020（28）：35-36.

[32] 余欣欣，李山.积极心理品质：教师职业幸福感的基石 [J].广西师范大学学报：哲学社会科学版，2012，48（2）：88-95.

[33] 刘洪会，刘晓冉，张乃丽，等.医学院校教师专业化发展的探索 [J].基础医学教育，2019，21（10）：838-840.

[34] 陈梦然.高校教师专业发展的基本标准 [J].高校教育管理，2013，7（2）：63-69.

[35] 任为民，朱熙，王丹，等.英国医学教育者专业标准概况与启示 [J].解放军医院管理杂志，2016，23（1）：56-58.

[36] 刘林，靳惠珍，杨新辉，等.高等医学院校教师教学质量评价体系研究与实践 [J].医学教育，2019，19（81）：348-349.

[37] 金丽娇，朱晓峰，龚海东，等.地方本科医学院校教师教学发展中心建设实践研究 [J].高校医学教学研究，2019，9（6）：53-56.

[38] 王小飞，吴涛.基于高等教育内涵式发展的医学院校教师教学发展中心建设的探索 [J].医学教育管理，2017，3（6）：435-439.

[39] 汤军，杨芳，赵珍先，等.以教师发展中心建设为契机，重构基础医学教师专业背景 [J].成都中医药大学学报，2019，21（3）：95-96，104.

[40] 崔华勇，赵启君.高校教学团队建设的思路、原则和构成要素 [J].长春理工大学学报，2012，7（8）：1-2.

[41] 胡保玲.高校教学团队建设研究述评与展望 [J].未来与发展，2021

（5）：48–52.

[42] 汪丽燕，覃泱，王昌明，等．教学团队建设在医学教学改革中的作用 [J].华夏医学，2015，27（6）：120–122.

[43] 葛玥．新时期高校教学团队建设的对策研究 [J].长春工程学院学报，2020，21（4）：44–47.

[44] 马季，李春晖．论新时代教师责任伦理的培育 [J].教学与管理，2020（21），45–49.

[45] 蔡辰梅，刘娜．论教师公正及其实现 [J].教师教育研究，2017，29（4）：1–6，12.

[46] 李臻辉．教师良心的探寻 [J].科教文汇，2017（17）：20–22.

[47] 何月光．论现代医学教育教师人格对医学生综合素质的影响 [J].中国医疗前沿，2007，2（19）：44–45.

[48] 赵建军，刘洪佳．论教师的人格魅力和情感教育对医学生的影响作用 [J].卫生职业教育，2011，29（20）：35–36.